JN122467

再発・転移・手術不能ガンも根治をめざす

食事療法から最先端治療まで

伊丹仁朗
山田秀世

海鳥社

貧乏医者の見果てぬ夢――はじめに

日々、筆者たちのところに相談に来られるガン闘病中の人々の多くは、がん診療連携拠点病院や大学病院など「ガンの専門家」によって「これ以上治療法なし」と匙（さじ）を投げられ、まさに路頭に迷った人たちである。また、生きがい療法（第1章13参照）を通じて富士山やモンブランへの登山などで労苦を共にするなど、親友のように付き合っている人々も多い。

現在の標準的ガン医療によって見放されたこれらの人々の、「進行ガンを何とかして治す方法はないものか？」、「治せないとしても、元気で長生きできる方法はないのだろうか？」というワラにもすがる思いを受け止めて、進行ガンの治療法を探し求めてきた筆者らの成果が本書である。

かつて、筆者らは**日本のガン医療は「キセル型」**であることに気づいた。キセルは細長い竹筒の両端に短い金属がはめこまれている。

キセルの先の葉を詰める金属の雁首（がんくび）の部分を「ガンの初期治療」とすれば、もう一方の端の金属の吸い口の部分が「ガンの終末医療」である。初期治療においては手術・放射線・化学療法（抗ガン剤）など集中的な治療が行なわれるが、その後は多くの場合、再発予防のための対策は行なわれず、経過観察が中心となってしまっている。一部の人々は幸運にもそのまま治るが、多くの人々は数年以内に再発し、いずれ終末医療の対象となる。終末医療は近年、緩和医療・ホスピスケアとして注目されている。ガン医療の初期と終末期という両端は注目され、雁首と吸い口の金属のように光り輝いているが、その間をつなぐ竹筒は細長く、中は「がらんどう」になっているのである。

さて、この**キセルの中間の竹筒の時期に、再発予防の治療や免疫増強法がしっかり行なわれれば、再発したり、終末医療に至ったりする人々は大幅に少なくなるに違いない**。その間に免疫力を増強し、同時に化学療法のような辛く重大な副作用がなく、長期にわたって投与できるガン抑制物質の投与を続ければ、多くのガンの再発は防ぐことが可能であると考えられる。また、すでに再発・転移している進行ガンの人々であっても、これらの治療を併用すれば、ガンの進行を抑え元気で長生きすることができるはずなのである。

筆者らはその方法を懸命に探し求めた。といっても、一開業医にすぎない私たちには、高度なレベルの研究をする施設もお金もあるわけではない。いってみれば「貧乏医者」が新た

ガン医療はキセル型

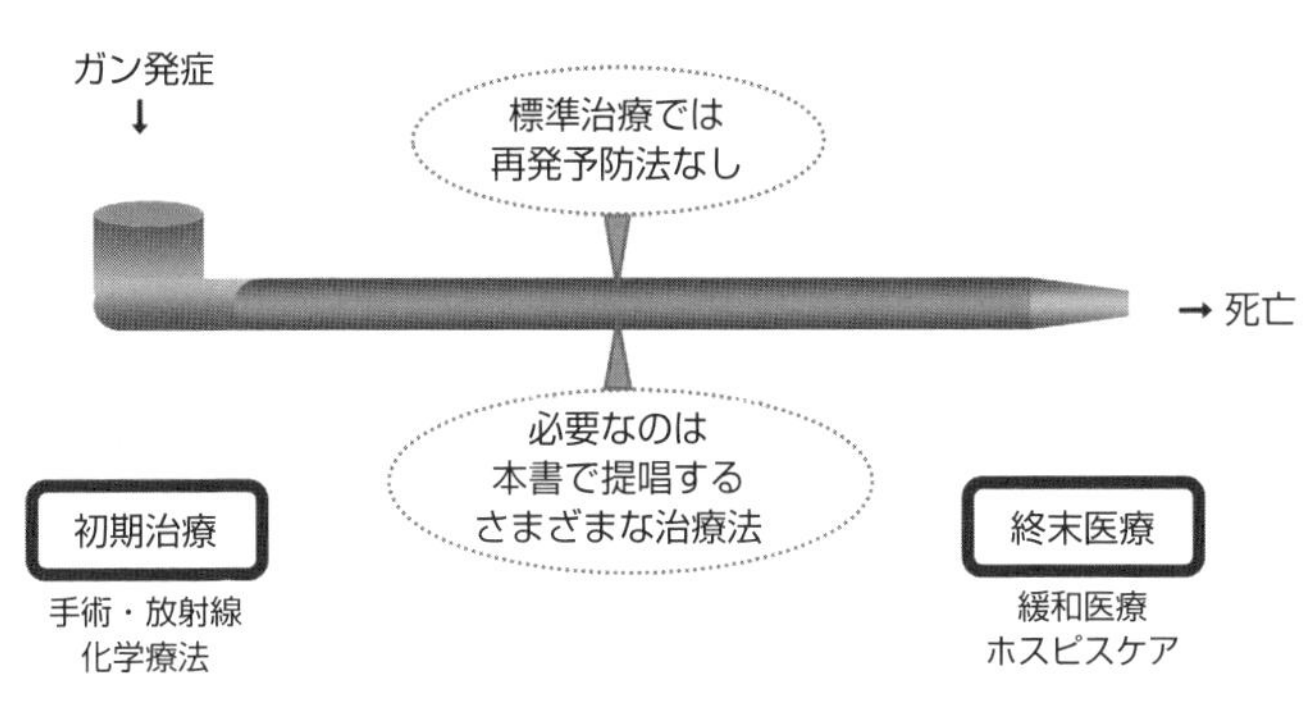

なガン治療法を探すという世界最先端の課題に挑戦する、ドン・キホーテなみの発想なのである。だが、何年にもわたる悪戦苦闘を経て、「貧乏医者のガン医療」にも、標準治療の限界を超える方法の輪郭が徐々に明らかとなってきた。

それは「ガンの多角的基本療法」とも呼ぶべき方法で、ガンのさまざまな弱点をついて、副作用がなく長期に続けられ、しかも比較的安価な治療法の組み合わせである。ガンのような手強い（てごわ）疾患を一種類の方法だけで制圧しようという発想には明らかに限界がある。手術・放射線・化学療法（抗ガン剤）という標準治療は、ガンを破壊・消滅させるという点で一括され、いわば一種類の治療法にすぎない。しかもこうした治療法はガンを激しく攻撃すると同時に、自分の免疫力にも大きなダメージを与えてしまう。にもかかわらず、**標準治療では免疫力温存**

の手立ても、免疫力の検査さえもまったく行なわず、免疫力無視の一面的な治療でしかないのである。これではガンは治せない——誰が考えてもそう判断できることである。

もちろん、手術・放射線などの局所治療がガン治療で必要な場合は多いといえるが、同時に免疫力を強くしたり、ガンが発生させる有毒物質を消去したり、ガンに対する防壁を作ったり兵糧攻めにしたりと、作用の異なるいくつもの方法を組み合わせて、総合的にガンを抑制する手立てが必要不可欠なのである。

幸いにも筆者らはそういう発想に基づいて、比較的簡単に、しかも安価に手に入る方法の組み合わせを見いだすことができた。そして、進行ガンの人々にも実際に試みていただき、その多くの人々が予想を超えて元気で長生きしているのである。「進行ガンを治す方法」を追い求めてきた「貧乏医者」の見果てぬ夢は、しだいに現実のものとなりつつある手ごたえを感じている。

■効果的なガン療法五つの条件

筆者らは、こうした治療法について、早期から進行ガンに及ぶすべての闘病者の人々に、温かさ（希望）とエネルギー（治癒力）を供給する太陽（ソラリア）のような存在になる、という思いを込めて**「ソラリア療法」（ガンの多角的基本療法）**と名づけている。
この「ソラリア療法」を構成する治療法の選定基準は次の原則によっている。

①ガンに対する作用の異なる方法をなるべく多く組み合わせて用いること
②なるべく早く開始し、できるだけ長く続けられること
③副作用がほとんどないこと
④科学的裏付けのあること
⑤比較的安価であること（健保適用か安価なサプリ）

次ページの図の上半分の楕円で囲んだ治療法は、多くのガンに共通して効果の期待できる方法である。下半分の四角で囲んだものは、ガンの種類や状態に応じて追加した方が良い方法である。

なお、この図の範囲で私は満足しているわけではない。今後さらに効果的な方法を探し、この図に加えていけば、治療効果はさらに高くなっていくものと考えている。

ソラリア療法（ガンの多角的基本療法）

ガンのさまざまな弱点をつき、副作用のほとんどない治療法の組み合わせ

進行ガンの人々にも
太陽のように
温かさ（希望）と
エネルギー（治癒力）を
供給する。

[ガン治療の原則]
①作用の異なる方法を組み合わせること
②なるべく早く開始し、長期に続けること
③特別な副作用がないこと
④科学的裏付けがあること
⑤比較的安価であること

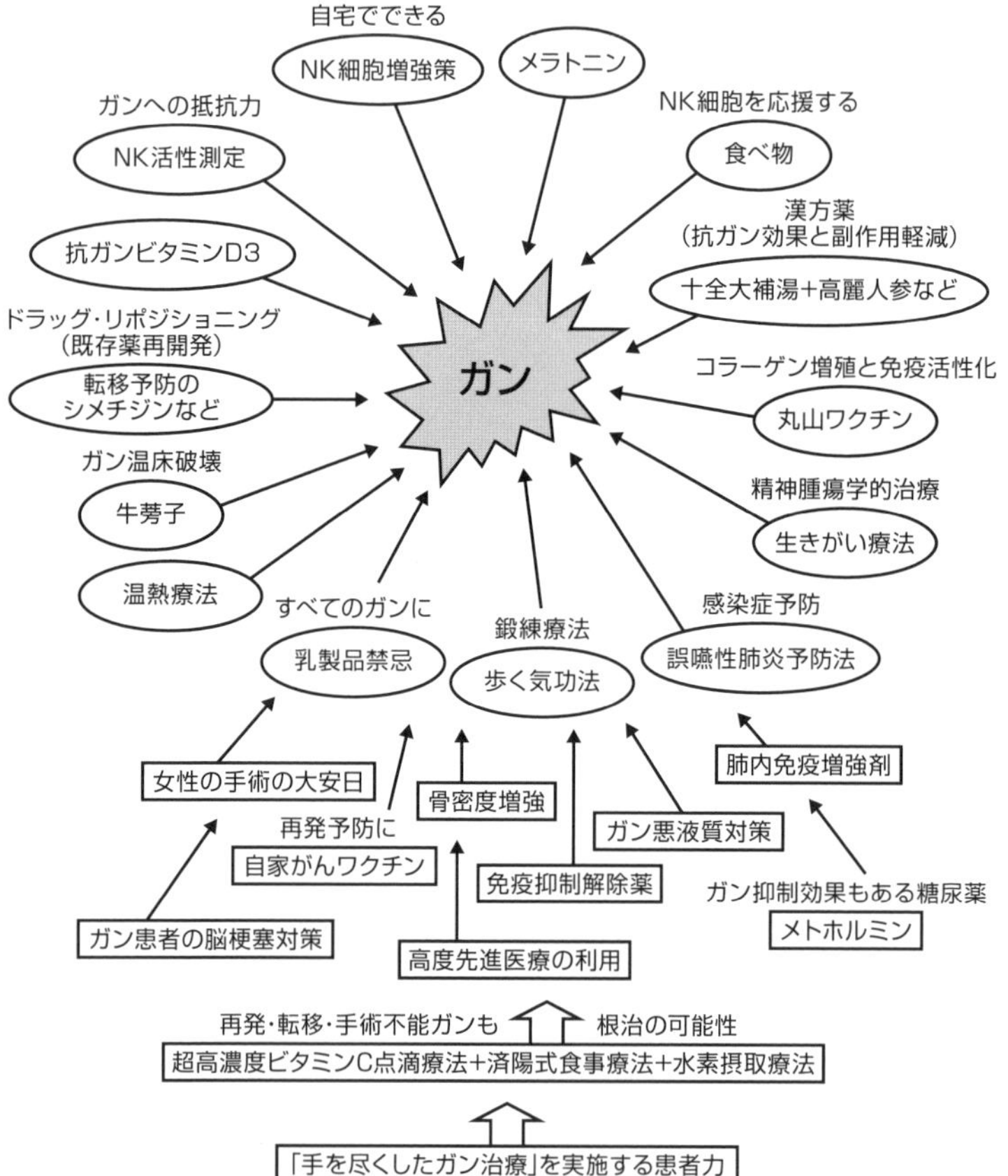

ところで、この「ソラリア療法」は現代の医療の中ではどのように位置づけるべきものであろうか？

それは、代替療法や民間療法ではない。心身両面から自然治癒力を高め病気治癒を目指す、医学の元祖ヒポクラテスに端を発する医療の本来の姿そのものである。

■「ソラリア療法」の全容

本書では、「ソラリア療法」を進めるうえで出会った、**日本のガン医療に存在する大いなる「構造的欠陥」**を指摘し、それを埋めていく方法を提案している。すべての情報が患者さん本人やそのご家族の皆様にとって、等しく朗報になるものだと信じるからである。

また本書は、読者にとってのセカンド・オピニオン的な存在になることをも目指している。本書を読みながら、三大療法（手術・放射線・化学療法）以外にも科学的に実証された療法が存在していることを知っていただき、担当の医師やかかりつけ医に相談しつつ、ご自分に最適と思われる療法を実行されることができれば、筆者として望外の喜びである。

最後に、本書の構成について説明したい。

既述のように、三大療法の枠にとらわれずに、ガン克服に効果のある療法を探し続けてきたのだが、その筆者のことをある患者さんが、「まるで医療界の名探偵ホームズですね」と、過大に評して下さったことがあった。

そのひと言に気を良くした筆者は、恥ずかしながら自分をホームズになぞらえ、ワトソン君とともにさまざまな療法を本書で探偵することにした。そこで、各項目の最初に、ホームズとワトソンの対話を通して、その療法のポイントをわかりやすく紹介している。次に「ホームズノート」と銘打って、医学的な検証や効果を詳述するという形をとることにした。

さあ、「ホームズ・ワトソン」コンビと一緒に、ガン根治を目指す旅に出発しよう！　なお、ワトソン君も医学博士だが、ガンとは違う専門分野の研究者なので、本書ではもっぱらホームズの聞き役を演じてもらっている。コナン・ドイルの小説ではヘビースモーカーだったホームズ氏は禁煙に成功し、現在はニコチンのない薄荷（はっか）パイプを愛用している。

伊丹仁朗

再発・転移・手術不能ガンも根治をめざす——食事療法から最先端治療まで◉目次

第1章　今日から自分でできること

第2章 今すぐ担当医に相談したい治療法

第3章 近未来のガン治療

第1章

今日から自分でできること

1 まずは、ガンに打ち勝つ自分の免疫力を検査しよう

きょうも僕は、「ホームズ診療所」を訪れていた。ホームズ先生はガン治療の専門家で、常に新しい治療法・予防法などを模索している。

「ワトソン君、人間の体内で一日にどのくらいガン細胞ができるか、知ってるかね？」

「ガン細胞は毎日生まれているって？」

ガンは僕にとって未知の分野で、ホームズ先生に教わるばかりだ。

「若くて健康な人でも、毎日四千～六千個ぐらいといわれている」

「えーっ、そんなに！」

「でも大丈夫。ＮＫ（ナチュラルキラー）細胞という免疫細胞が、ガン細胞ができても退

治してくれている」

「すると、そのＮＫ細胞の強さが、ガンになる・ならないの分かれ目になるわけだね」

「それなのに、日本のガン医療では、そのことにまったく注意が払われていないんだ。これは治療の過程でも重要で、手術・放射線・抗ガン剤、いずれの治療でも免疫力が落ちることがわかっているのに、それを回復させる対策がまったく構じられていないんだ」

こうなってくるとホームズ先生、一段と話に熱がこもり、止まらなくなる。その後も、ガン細胞や免疫の仕組みについて、詳しく説明してくれた。そして、

「とにかく、ＮＫ細胞の強さを知る『ＮＫ活性検査』の重要性を知ってもらいたいものだ」

と言う。――ガンや人体の神秘に触れると同時に、医療に対する疑問が僕の心に芽生えた。

けれどきょうの話も、ガン治療の核心に迫る、ほんの序章にすぎなかったのである。

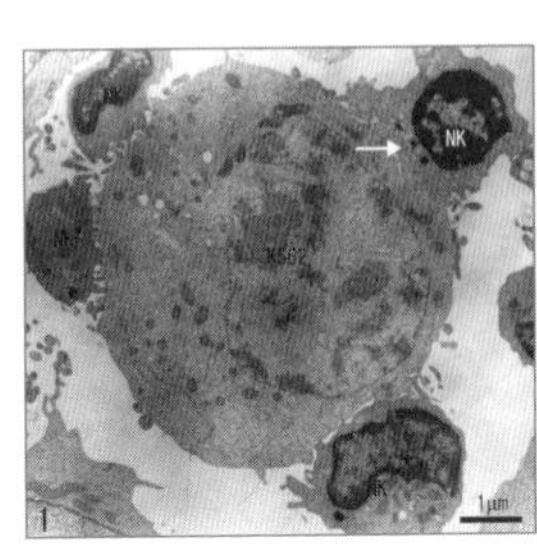

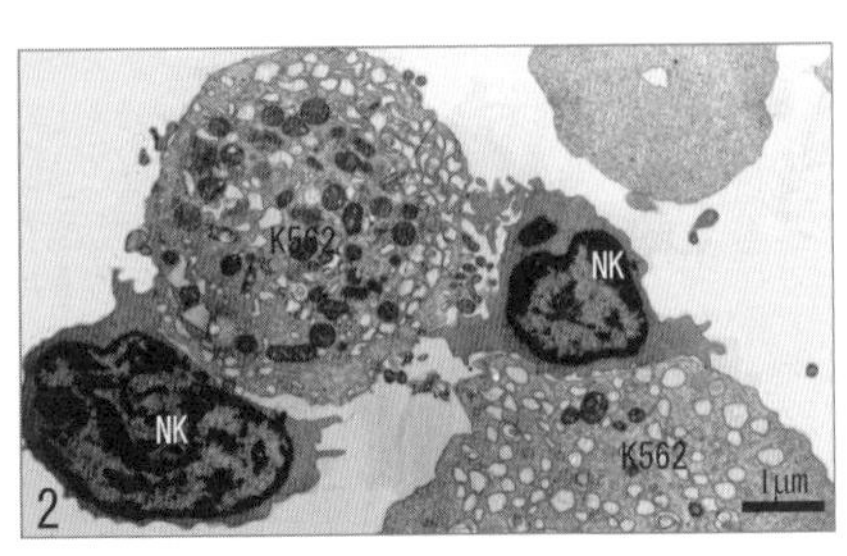

左：NK 細胞はガン細胞に接着し、ガン破壊物質（矢印）を注入する
右：ガン細胞は見かけ上は正常のように見えるが、中はズタズタ
（写真提供：（公財）ルイ・パストゥール医学研究センター・宇野賀津子博士）

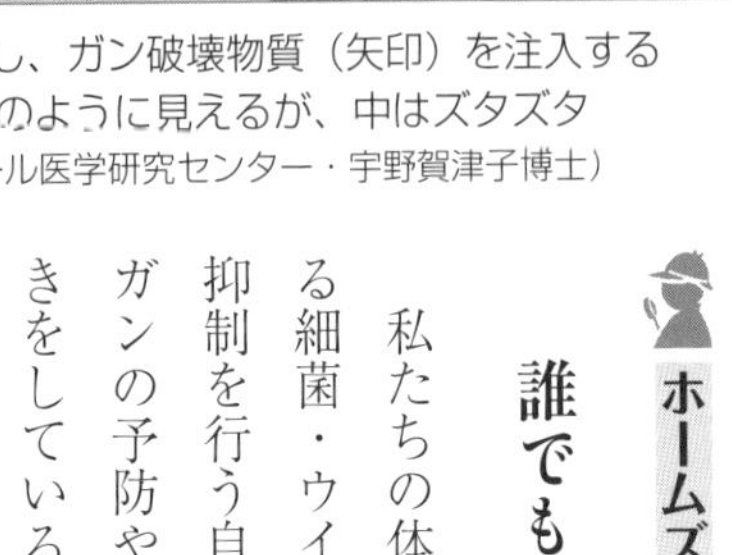

ホームズノート

誰でも自分の免疫能がわかる検査の受け方

私たちの体内には免疫監視機構と呼ばれ、外部から侵入する細菌・ウイルスへの防衛や、内部から発生するガン細胞の抑制を行う自然治癒力が存在している。この免疫システムがガンの予防や再発予防ばかりか、治療にあたっても大きな働きをしているのである（写真）。

免疫システムの一つであるＮＫ（ナチュラルキラー）細胞の働きが強い人々は、手術後三年目の生存率が八〇％以上で、一方それが平均より弱い人々の生存率は四〇％以下という事実が明らかになっている（図１）。つまり、**ガンの治療効果はＮＫ細胞の強さに比例している**といえる。

現在の標準的ガン医療は、手術・放射線・化学療法（抗ガン剤）の「三大療法」を中心に行なわれている。これらの療法はいずれも本人の免疫システムの働きを低下させ、結果的にガンに対する抵抗力も弱くなってしまう。

ところがいずれのガン診療連携拠点病院でも、免疫能を重視した治療はまったく行なわれていない。**国立がん研究センターでさえも患者の免疫能の検査はまったく行なっていない**のである。たとえば、国立Sがんセンターで胃ガン肝転移の治療を受けた六十七歳男性は、一年間シスプラチン、TS1などの抗ガン剤投与を続けたが症状が悪化、私のところに免疫能検査を希望して来られた。早速検査したところ、NK細胞の強さを示すNK活性は六・二％（正常範囲は一七・一〜四八・七％）と驚くほど低下していた。この病院ではNK活性の検査はまったくしていないうえ、抗ガン剤による免疫低下の対策さえも行なわれていない。

このような、免疫能をまったく無視した手抜き治療では、最善の治療効果が得られないのは当然である。

■図1　頭頸部ガン患者のNK細胞の強さと生存率

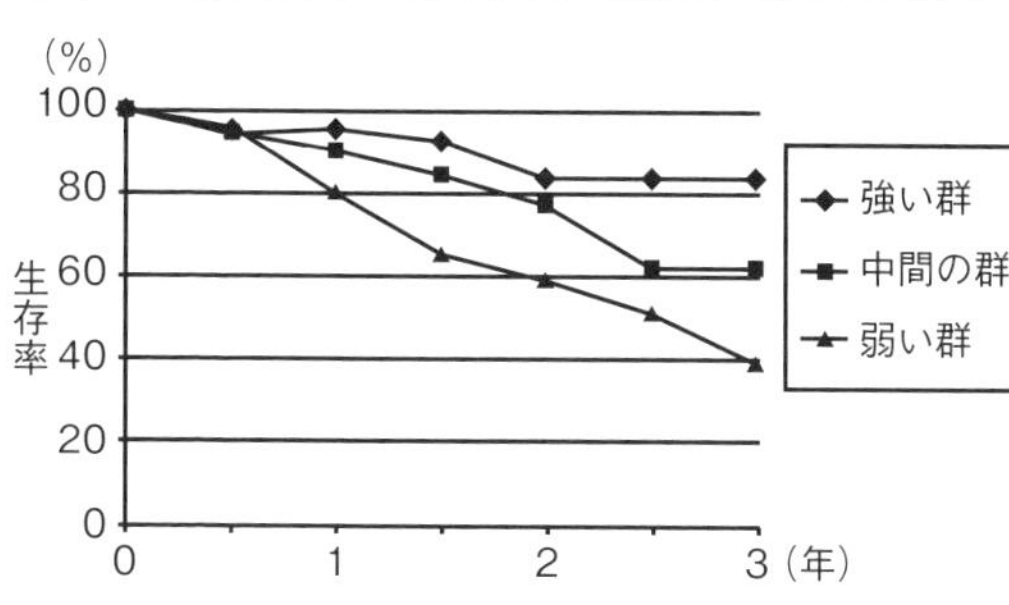

（文献②をもとに作成）

ところで、ガンに対する免疫能をめぐる日本社会の状況はどうであろうか？

標準的ガン治療では、手術・放射線・化学療法（抗ガン剤）という免疫低下をもたらす治療法ばかりを実施し、免疫能検査も免疫増強療法も行なっていない。つまり、標準的ガン治療は明らかな欠陥商品ならぬ、〝欠陥医療〟なのである。

では、自分のNK活性の強さを知りたい人は、どうすれば良いのだろうか？　実は、この検査は全国のクリニックならどこでも検査可能なのだ。かかりつけ医などの開業医でこう頼むとよい。

「健康診断の目的で自分の免疫力（NK活性）を自費で検査して下さい」

すると医師は専用の試験管に採血して、検査センターへ提出する。そして一週間以内に結果が判明する。

E/T比　10:1	31.2↗	8.9〜29.5	%
E/T比　20:1	46.1	17.1〜48.7	%

NK活性の検査結果例

結果は右のような表で届くが、表中の十対一とは、NK細胞とガン細胞が十対一で闘った場合、何%のガン細胞が退治されるかを示している。したがって、この%が高いほどガンに打ち勝つ力が強いことになる。二十対一は同じくNK細胞が二十対一で闘った場合の結果で

■図2　NK活性（20：1）の強弱判定表

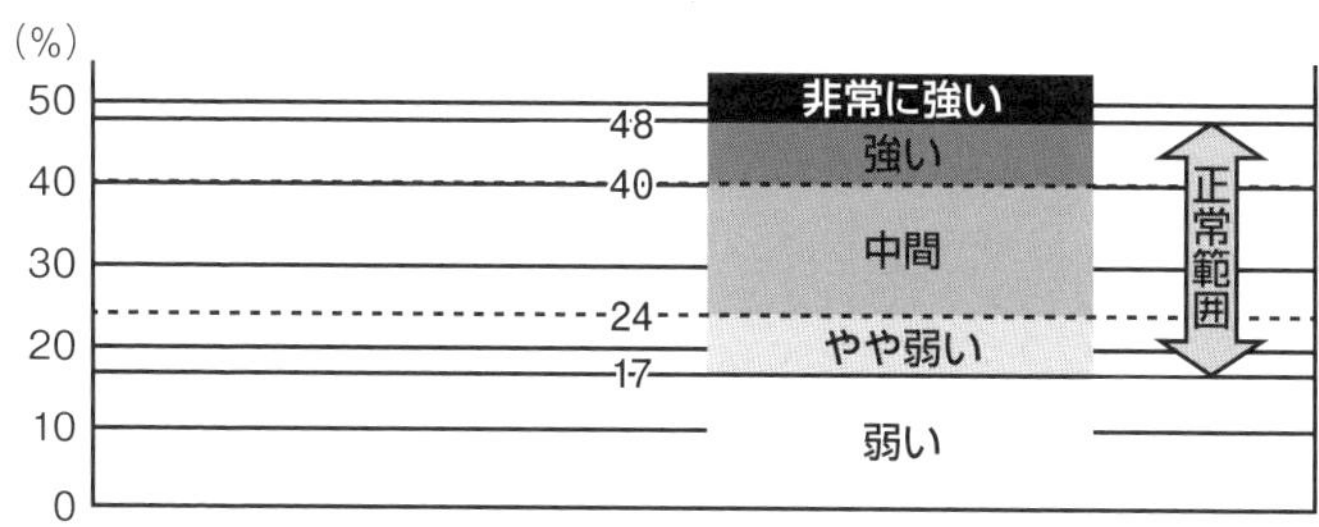

＊正常範囲17.1～48.7%はBML社の基準値による

ある。右端の数値は基準値（正常範囲と考えてよい）を示している。

図2は二十対一の場合の強弱の判定表なので、自分のデータを記入して、ＮＫ活性の現在のレベルを知ることができる。自分の数値のところに印を入れて判定しよう。

[文献]

①伊丹仁朗『ガンを退治するキラー細胞の秘密』講談社、一九九九年

②Schanz SP, et al., "Evidence for the role of natural immunity in the control of metastatic spread of head and neck cancer", *Cancer Immunol Immunother*, 1987, 25.

2 自分でＮＫ細胞を増やし、強くする三つの方法

朝早く、ホームズ診療所をのぞいてみた。

「やあ、おはよう、ワトソン君。コーヒーを入れるからちょっと待って」

ホームズ先生、きょうは上機嫌のようだ。コーヒーを一口飲んで話し始めた。

「この間、検査に出した僕のＮＫ活性のデータが届いたんだ」

「え、で結果は？」

「二十対一で五一・八％だった」

ワトソン、判定用グラフ（二三ページ）を見て、

「すごい！　正常範囲の上限を超えてるじゃないか！」

「うん、我ながら驚いてるよ」

どうりで、ご機嫌なわけだ。

「でも、強すぎると何かまずいことはないのかな？」

「ＮＫ活性が強いほど、ガンの予防や治療効果が良くなるが、強すぎてもまったく不都合はないとされている」

「じゃあ、僕も検査して欲しいなあ」

「じゃあ、すぐ採血しよう」

とホームズ先生。

「でも、もしかして、低い値だったら心配だなあ」

「大丈夫。自分でＮＫ活性を強くする方法が何種類もあるから安心したまえ！」

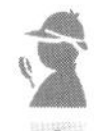

ホームズノート

ＮＫ細胞の実数を増やす「湯たんぽ療法」

ＮＫ活性検査では、個々のＮＫ細胞がガン細胞を退治する力を測定するが、**ガンに勝つた**

■図１　湯たんぽ療法

おなか

仰向けに寝た状態、または床やイスに座った状態で、湯たんぽをヘソのあたりに当てる

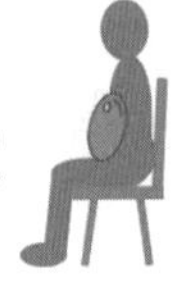
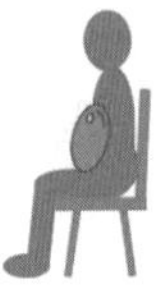

太もも

床やイスに座った状態で湯たんぽをひざにのせ、少しずつ位置をずらしながら、太ももの前面を温める

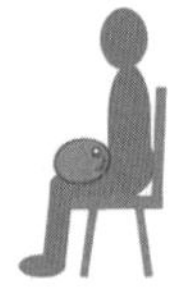

おしり

湯たんぽをイスや座イスの背に立てて置き、腰からおしりにかけて温める

二の腕

湯たんぽをテーブルの上などに置き、左右それぞれの二の腕をのせる

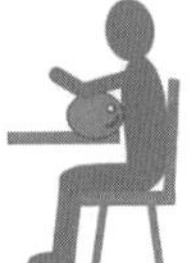

めにはＮＫ細胞の数を増やすことも重要である。それが、「湯たんぽ療法」だ。

ＮＫ細胞はリンパ球の一種で、その一〇～二〇％を占めている。したがって、リンパ球の数を増やしてやれば、結果的にＮＫ細胞も増えることになる。川嶋朗（あきら）先生（東京有明医療大学教授）の研究によれば、**体の四カ所を湯たんぽで温めるだけでリンパ球が増える**とされている。

では、それを実行する前に現在の自分のリンパ球数を知っておくことにしよう。その計算方法は左の計算式による。病院で血液検査のデータをもらって、そのつど計算して見よう（データ表では、白血球数はｗｂｃ、リンパ球はＬｙ〔またはＬｙｍ〕と表記されていることもある）。

白血球数×リンパ球（％）÷一〇〇

ガン治療上望ましいリンパ球の数は一八〇〇～二千個とされている。ガン治療現場には「リンパ球千個の壁」と

いう言葉があるそうで、それに満たない状態である限りはどんな治療をしてもガンの縮小や増殖阻止は困難であるという意味である。

では、リンパ球とＮＫ細胞を増やすための「湯たんぽ療法」のやり方を紹介しよう。

まず、湯たんぽを一個用意してお湯を入れる。お湯の温度は肌に当てて気持ち良いと感じる、五〇度前後が適当。そして、図1のように身体の四カ所を各十分ずつ温めること。低温やけどを避けるため適当に場所を変更しつつ続ける。お湯が冷めたら、こまめに交換すること。

川嶋先生によると、六人の患者さんが数日間実行しただけで、リンパ球が驚くほど増えたとのことである。

入浴でＮＫ活性を高めよう！
四一度の風呂に十五分――「ヨイフロに行こう！」と覚えよう

前田眞治（まさはる）先生（国際医療福祉大学教授）の研究によって、**四一度のお風呂に十五分間入ると、深部体温が一度上昇し、ＮＫ活性が増強される**ことが明らかにされた。これまで、シャワーだけで済ましていた人は、今夜からゆっくり湯船につかろう。

■図2　炭酸温水入浴後のNK活性の変化

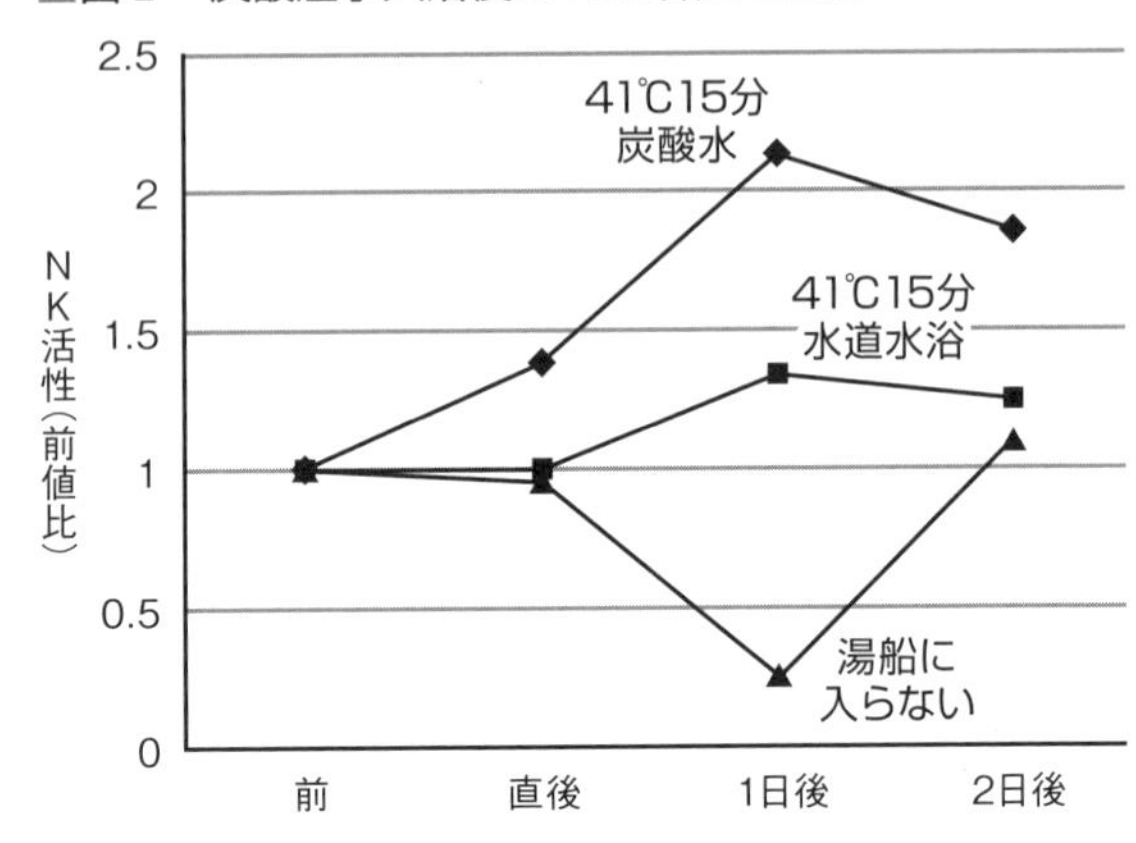

（文献③をもとに作成）

ただし、温かい風呂から出て、急に寒い外気に当たると体調不良を起こすことがあるので、事前に室内を暖かくしておくことが必要だ。

さらに、もっと効果的なのが「炭酸泉」入浴法だ。同じく前田先生の研究の結果、十五分入浴するだけでＮＫ活性の増強効果が二日間持続することが明らかとなっている（図２）。

実行方法は炭酸水一ℓのペットボトルを四〇～五〇度のお湯を入れた洗面器で人肌くらいの温度に温めた後、ふろの中へ入れる。この時、温まったペットボトルは膨張しているので、ペットボトルの蓋は必ず風呂の湯の中で開けることが肝心である。

この手間がめんどうだという人なら、炭酸入りの入浴剤（「バブ」とか「バスロマン」など）を使ってみるのが便利である。量販店なら、一回あたり十～二十円という安値で入手することが可能である。

二十分間の腹式呼吸でＮＫ活性を高くしよう

大橋俊夫先生（信州大学教授）の研究によって、食後二時間後（朝昼夕のいつでも可）に仰向けに寝転んで、二十分間の腹式呼吸をすると、やはりＮＫ細胞が強くなることが判明している。そのやり方は図３のとおり。

■図３　腹式呼吸のやり方

❶あおむけになる（枕は使わないか、低いものにする）
❷へその上に両手を重ねて置く
❸ゆっくり鼻から息を吸いながら、おなかをふくらませる
（へそに当てた手でふくらむのを確認するとよい）

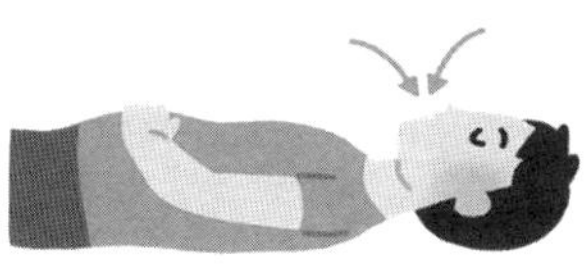

❹いっぱいに吸ったあと、ゆっくり口から息を吐きながら、おなかをへこませる
（へそに当てた手でへこむのを確認するとよい）

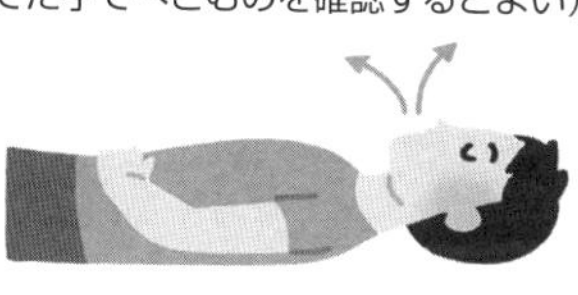

イメージトレーニングでＮＫ活性を高くしよう

こんな変わった方法でも、ＮＫ細胞を強くできることが知られている。まず寝転んで、閉眼してリラックスする。そして自分の体内を無数の熱帯魚が泳ぎ回って、ガン細胞をエ

サのようにどんどん食いつぶしていくイメージを思い浮かべるのだ（第1章13参照）。

筆者（伊丹）がルイ・パストゥール医学研究センターと共同で行なった世界最初の実験（一九九五年）の結果、イメージトレーニングによって、ほぼすべての人の体内のＮＫ細胞の働きが増強されることが明らかになった。これは、驚くべき事実である（図４）。

■図４　イメージトレーニング前後のNK活性

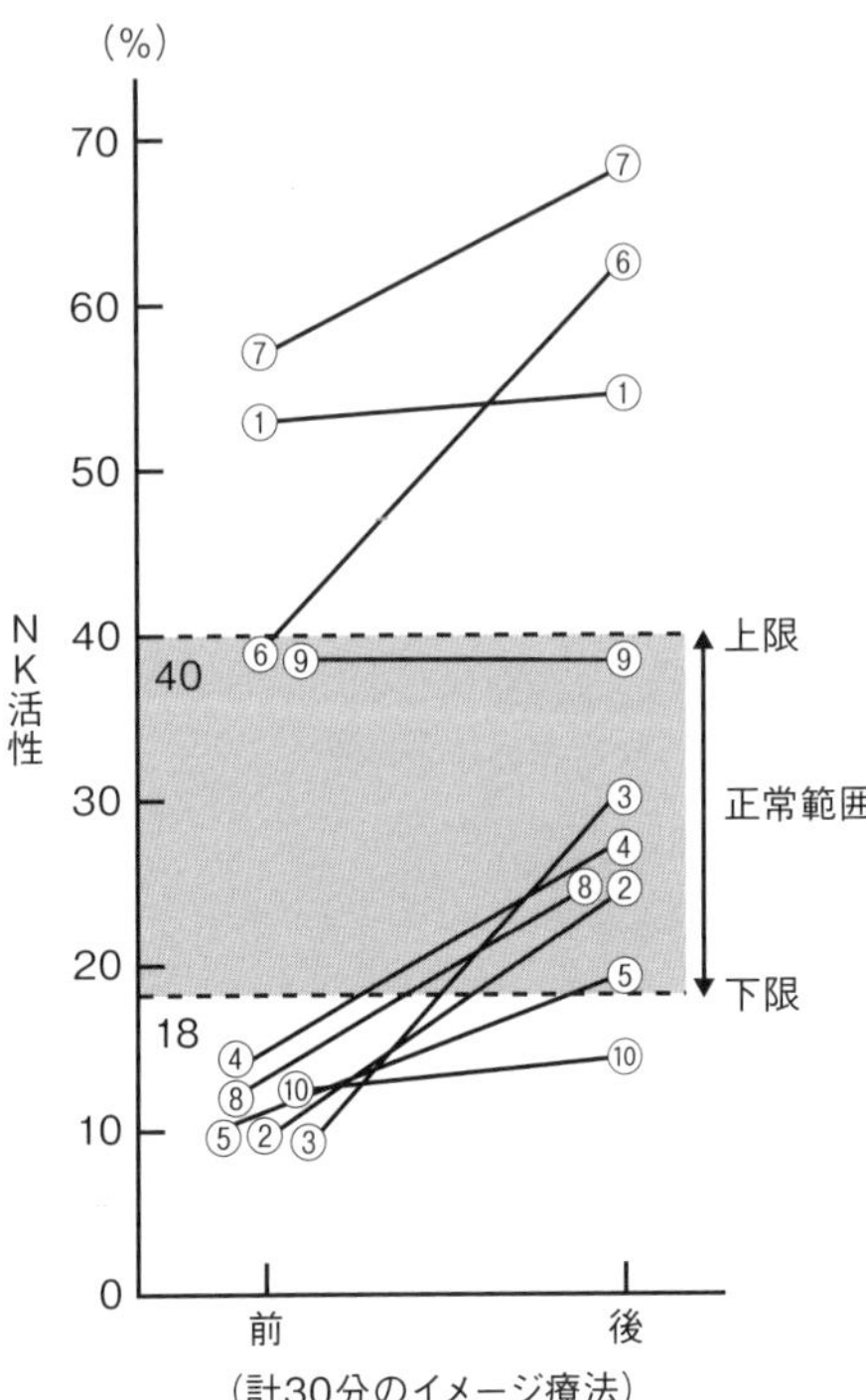

＊正常範囲18〜40%はSRL社の基準値による
（文献⑥をもとに作成）

したがって、前述の腹式呼吸法の二十分間の間にこのイメージトレーニングを併用すれば、さらに効果が高まることが期待できるに違いない。

なお、イメージトレーニングの音声ガイドCDが、拙著（伊丹）『ガン治癒力を高める心理療法』（星和書店）とセットで販売されているので、これを聞きながら実行すると一層効果的である。

〔文献〕

①川嶋朗「湯たんぽ療法」、「夢21」わかさ出版、二〇一五年十二月号
②大橋俊夫『「リンパ呼吸」で不調は治る』マキノ出版、二〇一五年
③前田眞治『炭酸パワーで健康になる』洋泉社、二〇一二年
④伊丹仁朗『ガンを退治するキラー細胞の秘密』講談社、一九九九年
⑤伊丹仁朗・筒井昭子『ガン治癒力を高める心理療法』星和書店、二〇二〇年
⑥宇野賀津子他「イメージ療法の免疫機能への影響」、「研究助成報告集」七、（公財）メンタルヘルス岡本記念財団、一九九四年

3

NK細胞を応援する自然界からの〝贈り物〟

ある日の昼頃、ホームズ診療所をのぞいてみた。ホームズ先生は昼食中だった。

「やあ、ワトソン君。今、僕が食べている食品で、ガン予防に効果的だという研究成果が示されたものが三つあるんだが、さて、どれだと思う？」

食卓を見ると、野菜サラダ、鰯（いわし）の缶詰、エノキダケのスープ、玄米ご飯、菜の漬物、温かい緑茶が並んでいる。

「うーん、これは難問だなあ……玄米食はガン予防に良いと聞くし、青魚の脂のＤＨＡ・ＥＰＡも良い。キノコは免疫増強作用があるというから、この三つかな？」

「ザンネン！　当たっているのは、エノキダケの一つだけだねえ……」

「えーっ!? 他にそれらしいものは見当たらないけど……?」

「実は京都の三大漬物の一つスグキから採取された植物性乳酸菌を用いて、ルイ・パストゥール医学研究センターが『ラブレオリジナル』というNK活性増強サプリを開発している。この食卓にあるのがスグキ漬けだ。そして、残りの一つが意外にもこの緑茶なんだ」

「緑茶がガン予防に良いって?」

「埼玉県立がんセンターなどの研究では、緑茶を一日十杯飲むと、肝・肺・膵(すい)・乳腺・膀胱・前立腺などのガンに対して予防効果のあることが明らかになっているんだ」

「じゃあ、僕も毎日緑茶を飲まなきゃ」

「まあ、今すぐ一杯飲みたまえ」

とホームズ先生、温かいお茶を入れてくれながらこう続けた。

「確かに、ガン治療に効果的な食事療法では、白米よりも玄米が良いとされている。そして、肉よりも野菜、果物が勧められているよね(第1章4・5参照)。それに、ガンの悪液質の改善には青魚の油が効果的(第1章10参照)だからね……。ごめん、ごめん、少しヒネリ過ぎた問題だったかなあ……」

ホームズ先生が入れてくれた温かい緑茶は、少しホロ苦い味がした。

キノコをたくさん食べて、再発予防、治療効果増強を

長野県はガン死亡率が全国で一番低いことが知られている。国立がん研究センターなどが、食生活との関係を調査した結果、キノコの摂取と関係があることが明らかとなった。

すなわち、ブナシメジ、ナメコを週一回以上食べる人は、食べない人に比べて胃ガンのリスクが四四％減少し、エノキダケも同じく週三回以上食べる人は三四％減少するという結果が判明した。さらに、エノキダケには血圧降下作用、コレステロールや血糖値の改善効果もあることがわかり、健康全般に良いことが明らかとなった。

ガン予防効果は、再発予防効果、治療効果増強作用にも通じるので、ガン闘病中の方々にはこれらのキノコを毎日たくさん食べることをお勧めしたい。

なお、ガンの食事療法で驚くべき治療成果をあげている和田洋巳（ひろみ）先生（第1章5）、そして済陽高穂（わたようたかほ）先生（第1章4）の両先生ともに基本原則の中でキノコ類を豊富に食べることをあげている。

京都の漬物から免疫増強乳酸菌を発見

免疫学の研究で著名なルイ・パストゥール医学研究センター（当時、京都パストゥール研究所）前所長の故岸田綱太郎博士が、地元京都のスグキと呼ばれる漬物で増殖する乳酸菌を発見し「ラブレ菌」と名付けられた。そして、ラブレ菌を増殖させたスグキと、一般の白菜の漬物を摂取する人との対照実験を行なった結果、スグキを食べた人のＮＫ活性が二週間後には著明に増強されることが判明した（図１）。

現在、同研究センターで製剤化された「ラブレオリジナル」と呼ばれるサプリメントがパスケン・プロダクツより販売されている。

■図１　ラブレ菌を摂取した人のNK活性

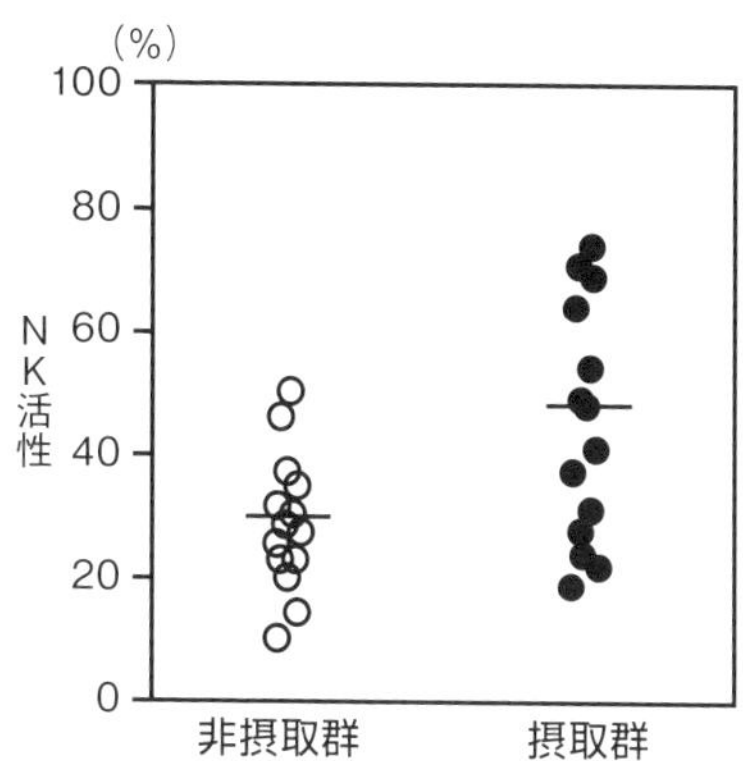

（文献②をもとに作成）

緑茶を毎日十杯で、ガン抑制はダブル効果
――予防にも再発防止にも効く

埼玉県立がんセンターは、緑茶の抗ガン作用についての研究を続けてきた。その結果、各種ガンの予防効果のあることが発表された。ある地域の男女四一九名を対象に、一日緑茶十杯以上を飲む人と、十杯以下の人の追跡調査を行なったところ、十杯以上飲む人のガン発症平均年齢は七・三歳遅かった。さらに、ガンの種類別では、肺ガンの発ガン率は〇・三三倍に低下、肝臓ガン〇・五三倍、大腸ガン〇・五六倍、胃ガン〇・六九倍とそれぞれ予防効果が明らかとなった。その他、膵（すい）・乳・膀胱・前立腺・皮膚などのガン予防効果も認められた。

また、ガン治療中の人に対しては、COX2阻害剤（第2章3参照）との併用によりガン抑制作用が増強され、また、乳ガンではホルモン療法との併用で相乗効果が認められた。

つまり、緑茶にはガン予防効果だけでなく、治療後の再発予防効果もあると考えられ、「緑茶による二段階のガン予防」（図2）と呼ばれている。

緑茶一日十杯は、ペットボトル五〇〇㎖二本に相当する。また、緑茶カテキンのサプリメントも販売されており、これだと一日二・五gに相当する。両方を併用して一日十杯に相当

■図2　緑茶による2段階のガン予防

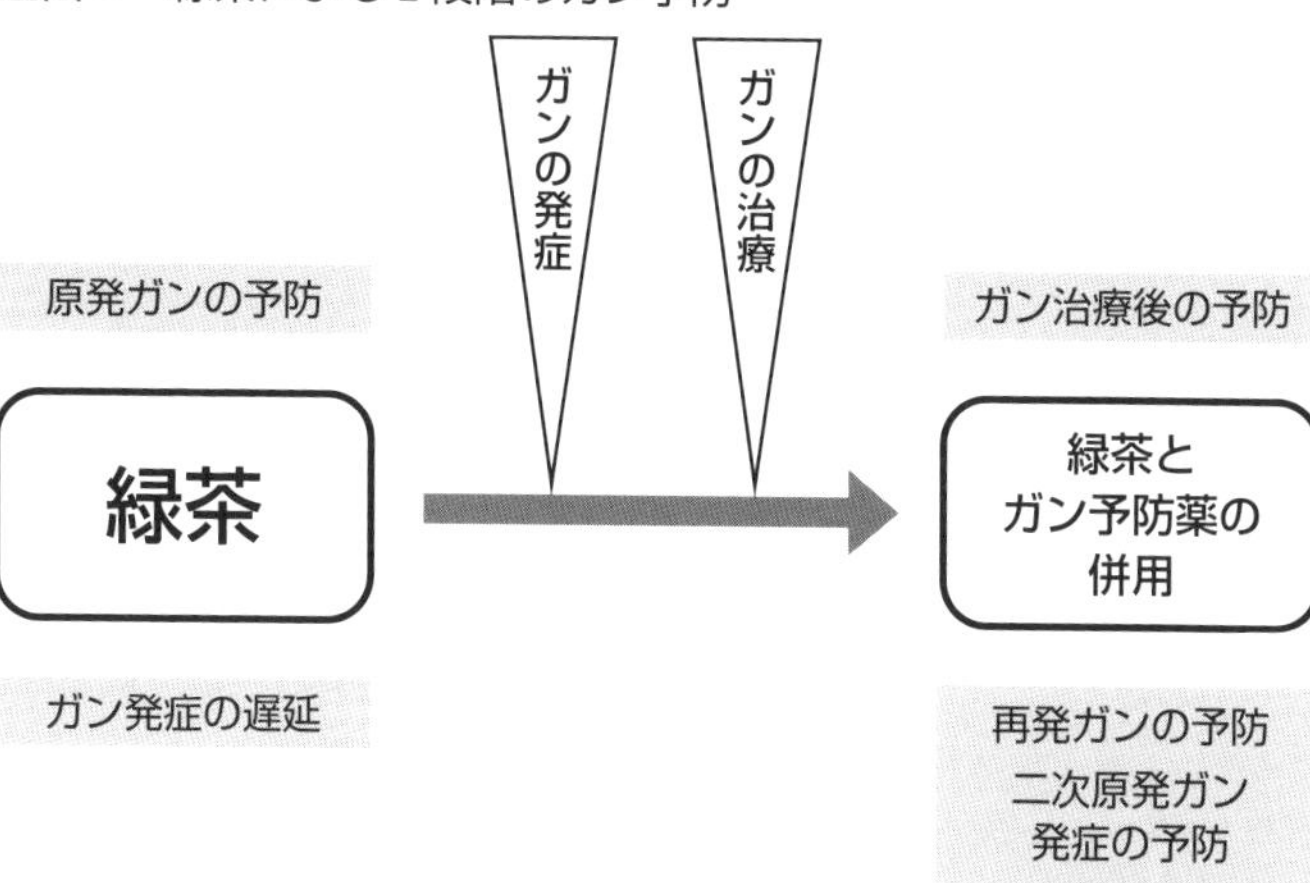

する分量をとる方法でも良いわけである。

「蜂の子」にもNK活性増強作用

蜂の子とは、蜂の巣の中にいる幼虫やサナギである。昔から地方の山間部では珍味食材として常食されてきた。

辻和之博士（花月クリニック院長）らの研究によれば、男女十二名に蜂の子粉末五〇〇mgを内服してもらったところ、二週間という短期間でも、十二人中十人でNK活性が増強されるこ

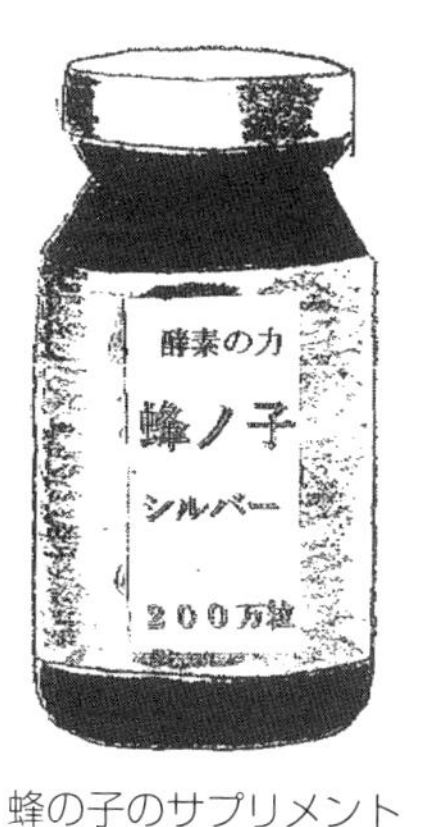

蜂の子のサプリメント

■図3　蜂の子粉末投与前後のNK細胞活性値の変動
（bは平均値の比較）

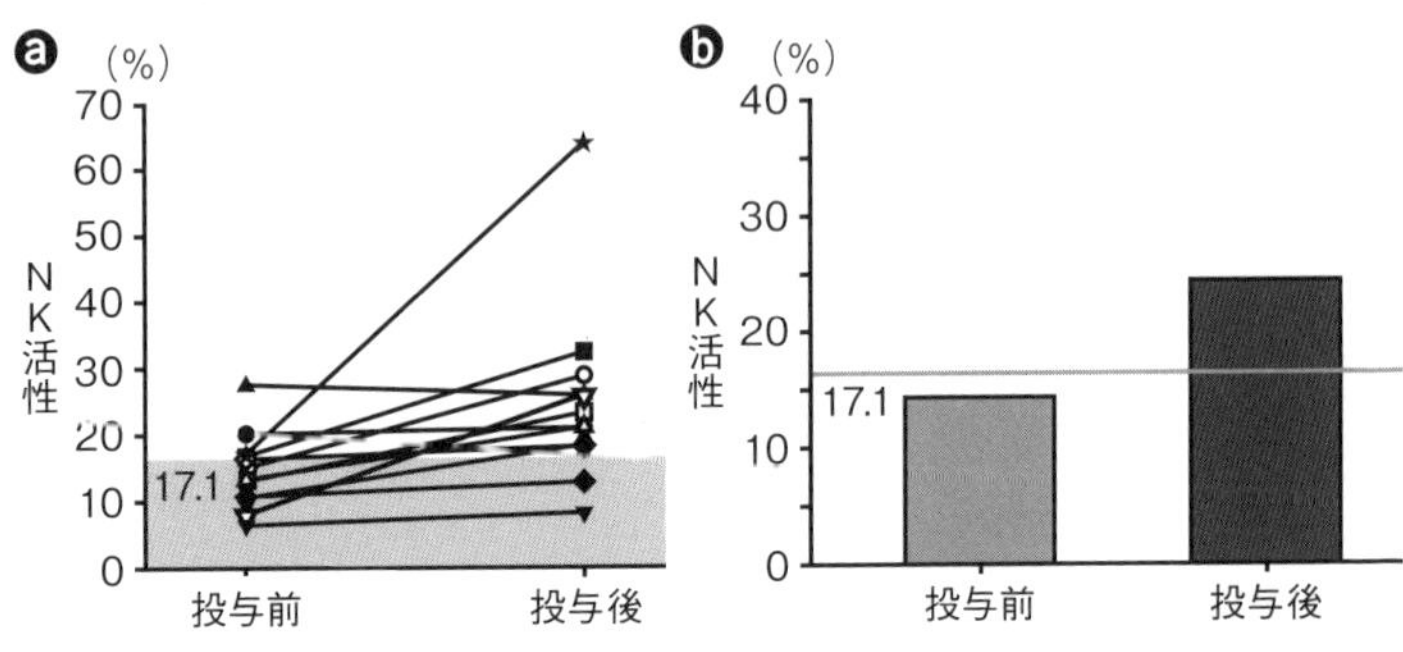

＊基準下限値である17.1を超えていなかった12例中10例で下限値を超えて増加した
（文献④をもとに作成）

とが判明した（図3）。

蜂の子はサプリメントとしても販売されている。

身近な食材にガン抑制効果

米国立ガン研究所が、ガン予防効果が期待できる食材を「デザイナーフーズピラミッド」として一九九〇年に発表した。そのピラミッドの頂点に立つのがニンニクである（次ページの図）。二〇一一年には、ニンニクがNK活性を強くすることも、同研究所が発表している。ニンニクの香りが気になる人は、蜂蜜漬けにしたり、緑茶、コーヒーと食べたりすると香りが抑えられる。

意外なことに、ミカンの皮に含まれているクリプトキサンチンという物質が、ガン予防効果のあることが、京都大学をはじめ五研究機関の共同研究で明

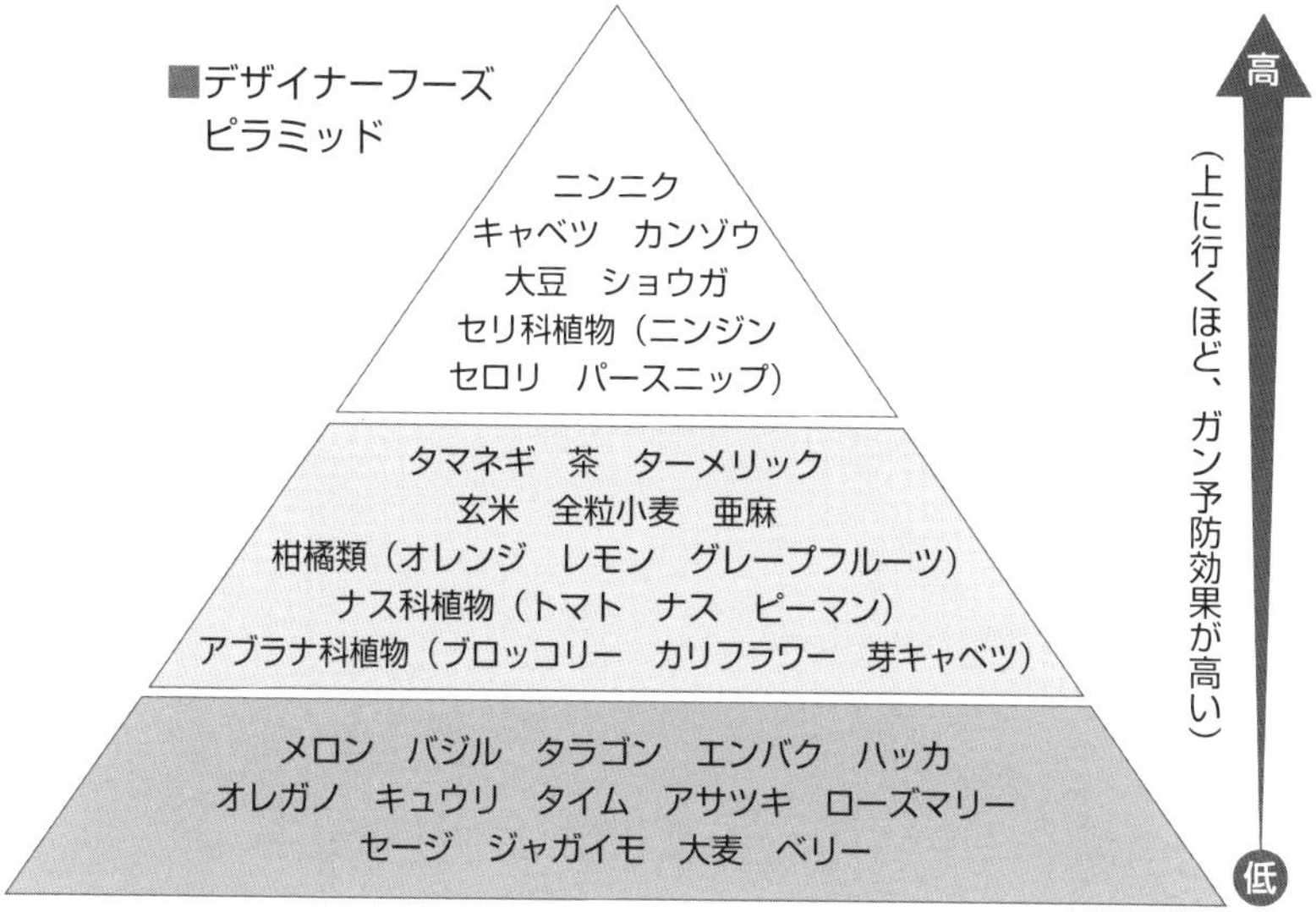

■デザイナーフーズピラミッド

ニンニク
キャベツ　カンゾウ
大豆　ショウガ
セリ科植物（ニンジン
セロリ　パースニップ）

タマネギ　茶　ターメリック
玄米　全粒小麦　亜麻
柑橘類（オレンジ　レモン　グレープフルーツ）
ナス科植物（トマト　ナス　ピーマン）
アブラナ科植物（ブロッコリー　カリフラワー　芽キャベツ）

メロン　バジル　タラゴン　エンバク　ハッカ
オレガノ　キュウリ　タイム　アサツキ　ローズマリー
セージ　ジャガイモ　大麦　ベリー

高
（上に行くほど、ガン予防効果が高い）
低

らかとされている。海外でもオランダなど三つの研究が行われ、その有効性が注目されている。

納豆は腸内の善玉細菌を増やす働きがあり、その結果、発ガンの要因の一つとされる悪玉細菌を減らし、ガン予防効果をもたらす。また、納豆に含まれるポリアミンと呼ばれる物質がガン抑制効果のあることが、自治医大の研究で解明されている。また、同じくジピコリン酸のガン抑制作用も知られている。

先ほど緑茶のガン抑制効果を紹介したが、コーヒーにも同様の効果のあることが愛知がんセンターの研究で明らかとなっている。それによると、大腸・食道・咽喉頭・肝・子宮体ガンなどの人はコーヒーを飲むことが多いほどガン予防効果の期待できることが明らかとなっている。

〔文献〕

①小田切健自他「エノキダケ食の発癌予防作用」、第十四回国際がん学会、一九八五年
②遊佐昭子『免疫力を高める』史輝出版、二〇〇〇年
③菅沼雅美他「緑茶――実用的ながん予防物質」、「最新医学」五十九巻十一号、最新医学社、二〇〇四年十一月
④鳴海周平「栄養の宝庫『蜂の子』」、「ミツバチ科学」vol.25 No.3、玉川大学ミツバチ科学研究センター、二〇〇四年

4 再発・転移・手術不能ガンも根治の可能性①「済陽式食事療法」

きょうは、ホームズ先生と近くの中華レストランへ。テーブルに着くと、早速――。

「ワトソン君、ガンの原因に最も寄与するものは？」

「確か、食べ物・タバコがほぼ同率で一位・二位だったかと思うが……」

「そのとおり！」

食事によって毎日二kgもの物質を体内に取り込むのだから、食べ物の寄与が大きいのは当たり前なのかもしれない。

「食事でガンになるのなら、食事で治ることもあるのだろうか？」

「ガンの食事療法って、知ってるかい？」

「昔から玄米菜食なんていうけど、いろいろあって何を信じてよいものか……」

「そうだね。だが最近になって、決定版ともいうべき食事療法が考案されたんだ」

「本当？　でも、普通の人が実行するのは大変なのでは？」

「いいものを見せてあげよう」

ホームズ先生はそう言って、「済陽式（わたよう）」――今度の食事療法をそう呼んでいるという――の食事療法をとり入れたレシピ集を見せてくれた。

「どれも美味しそうだね。店員さんに注文してみようか？」

「そうしよう！」

……残念ながら、「当店のメニューにはありませんので」と丁重に断られてしまった。

ホームズ先生、気を取り直して、ひと言付け加えた。

「ワトソン君、この画期的ともいえる『済陽式食事療法』なんだが、一つだけ留意すべき例外があるんだ」

「え？　何なのかなあ？」

「それは、ヨーグルトなどの乳製品の摂取禁止（第1章5参照）だ。乳製品は必要不可欠な健康食品だという民間の俗説を信じてはならず、少なくともガンの治療や再発予防のためには、乳製品はきっぱり禁止すべきだろう」

さすがホームズ先生、メニューに目をやると、中華レストランだけあって乳製品がない。

「例のジェイン・プラント教授（第1章5）が乳ガンと牛乳の関係に着眼したのも、乳製品をとる習慣のない中国人には乳ガンが少ないことにヒントを得たからだったんだ……」

ホームズノート

科学的裏付けのあるガンの栄養代謝療法

ガンの手術を受けた人が、「食事はどんなものを食べると良いですか？」と尋ねると、担当医は、「美味しいものをしっかり食べて、体力をつけなさい」と答えるのが普通である。

私たちは以前から、高血圧・肝臓病・腎臓病・糖尿病などほとんどの病気で食事療法が確立されている一方で、ガンについては標準治療の中に食事療法が存在しないということを、大きな欠陥の一つではないかと思っていた。

ところが、最近、手術経験四千例、都立病院外科部長としてガン治療にあたってきた、済陽高穂博士によって、ガンの「栄養・代謝療法」と呼ばれる食事療法が登場した。その効果

■表1　済陽式食事療法の実績（2016年3月、平均観察期間5年）

寛解＋改善数 257÷420＝61.2%						
臓器別症例数		寛解	改善	不変	進行	死亡
胃ガン	53	4	26	3	2	18
大腸ガン	113	10	65	2	5	30
肝臓ガン	18	3	5		1	9
膵臓ガン	40	6	10	1	1	22
胆道ガン	18	1	6		3	8
食道ガン	11	3	3			5
前立腺ガン	38	11	18	3	3	3
乳ガン	53	9	27	1	5	11
悪性リンパ腫	15	3	10			2
その他	61	7	30	2	10	12
総計	420	57	200	12	30	121

（文献⑥をもとに作成）

は、進行ガン（再発・転移・手術不能ガン）の人々四二〇例中、病状改善に向かった人二百例、そのうちガン病巣が消失した完全治癒例五十七例と、驚くべきものであった（表1）。この中には**多発性転移が改善した人や大きな肝転移が消失した人など、従来の医学常識をはるかに超えた事例も含まれている。**

「ガンの栄養代謝療法」のガイドラインを要約すると、表2の八原則となる。実行する場合は、済陽高穂監修『今あるガンが消えていく食事　実践レシピ集』（マキノ出版）、『ガンを消す食材別レシピ　完全版』（主婦と生活社）、『今あるがんに勝つジュース』（新星出版社）、『済陽式「抗がん」弁当』（講談社）などに従って忠実に行なえば効果が期待できる。

この食事療法の源流は一九三〇年代にドイツ人のゲルソン・マックス医師が開発した「ゲルソン療法」にある。彼はこの方法によって一五〇例の末期ガンの人々を治癒させ、うち五十例を『ガン食事療法全書』の中で公表した。しかしながら、この発見と成果は日本の標準的ガン医療の世界ではまったく無視されてきた。

日本では九〇年代、進行性大腸ガンの肝転移（当時は五年生存率0％）だった星野仁彦（よしひこ）医師が、自らこの治療を実践して克服した体験をもとに、「簡略版ゲルソン療法」を発表し、国内での実践者も増えつつある。

済陽式「ガンの栄養代謝療法」はゲルソン療法や星野式簡略法を参考として考案されたものであるが、細かく見ると違う点もある。しかし、新鮮な野菜・果物ジュースの大量摂取、限りなく無塩という核心部分では共通している。

本書で済陽式を中心に紹介したのは、同博士が進行

■表2　済陽式食事療法の8原則

①限りなく無塩に近い塩分制限
②牛・豚など四足動物の肉は禁止
③新鮮な野菜と果物の生ジュース1～1.5L
④胚芽（玄米・胚芽米）、魚、イモ類の摂取
⑤海藻、キノコ類の摂取
⑥ハチミツ、レモン、ビール酵母の摂取
⑦オリーブ油、ゴマ油、ナタネ油の摂取
⑧自然水の飲用、禁酒・禁煙

＊上記を症状が改善・安定するまで（多くは半年～1年）続ける。

ガンの人々の病状変化を経過観察した点で、よりエビデンス（科学的裏付け）レベルが高いという理由による。

なぜ大量の野菜・果物ジュースが効果的なのだろうか？　野菜・果物にはポリフェノール・フラボノイド・カロテノイド・カロテン・ルテインなどガン抑制作用、有害な活性酸素の消去作用のある物質が含まれている。ジュースにすることによって、これらの多量摂取が可能となる。

では、なぜ食塩がガン治療に好ましくないのだろうか？　ガン細胞は正常細胞に比べ、その細胞内液のナトリウム濃度を異常に増加させ、それによって増殖が促進されている。したがって細胞外液中のナトリウムの濃度を少なく保ち、ガン細胞への供給を少なくすることが、ガン抑制上効果的と説明されている。

食塩摂取量が少ないと健康に支障が出ないか、との懸念もあるかもしれないが、本来人間に必要な食塩摂取量は一日三gと考えられており、その量は食材に含まれている塩分で十分補給されているので問題ないとされている。

また牛・豚肉の動物性脂肪とタンパクを避ける理由は、一つは動物性脂肪は悪玉コレステロールを増やし、その掃除役をしているリンパ球の一種マクロファージ（単球）がそっちの役目に追われ疲れ果ててしまうためだ。マクロファージは抗ガン免疫システムの重要な役割を果たしているので、結果的に免疫能の低下をもたらすことになる。また、動物性タンパクは腸内悪玉菌を増やすので、腸管免疫も低下させ、ガンに対する抵抗力を弱める結果となるからである。

ここでは、済陽式食事療法により再発・転移・手術不能ガンで著明な効果が現れたり、ガンが治癒したりした事例をいくつか紹介しよう（文献⑥⑨⑩より）。

これらは表1（四四ページ）の寛解（かんかい）（治癒）と改善の合計二五七例の中の事例である。

【症例1】三十八歳・女性／乳ガン、手術後に肝転移

図1左のPET（陽電子放出断層撮影）の画像で肝臓内に直径一二cmの転移巣が認められるが、食事療法開始からわずか三カ月後には右の画像のように完全に消失している。

【症例2】三十八歳・女性／直腸ガン（手術不能）、多発性肝転移

図2左の画像では肝臓内に二十数カ所の転移と、下腹部に直腸ガン原発巣が認められる。食事療法開始から十カ月後には右の画像のように肝転移も直腸ガンもすべて消失している（膀胱は造影剤が残り黒く写っているだけなので正常）。

■図１　【症例１】38歳・女性／乳ガン、手術後に肝転移

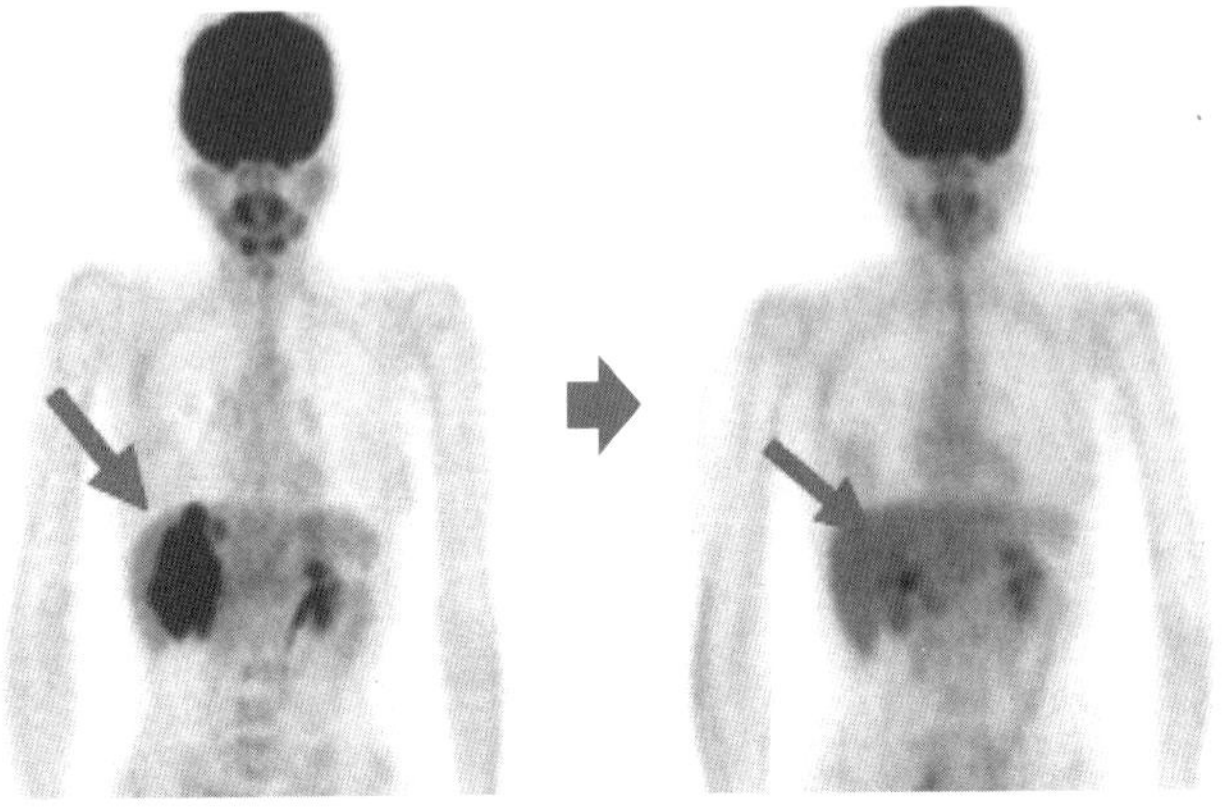

食事療法開始前　　3カ月後

（文献⑨より）

■図２　【症例２】38歳・女性／直腸ガン（手術不能）、多発性肝転移

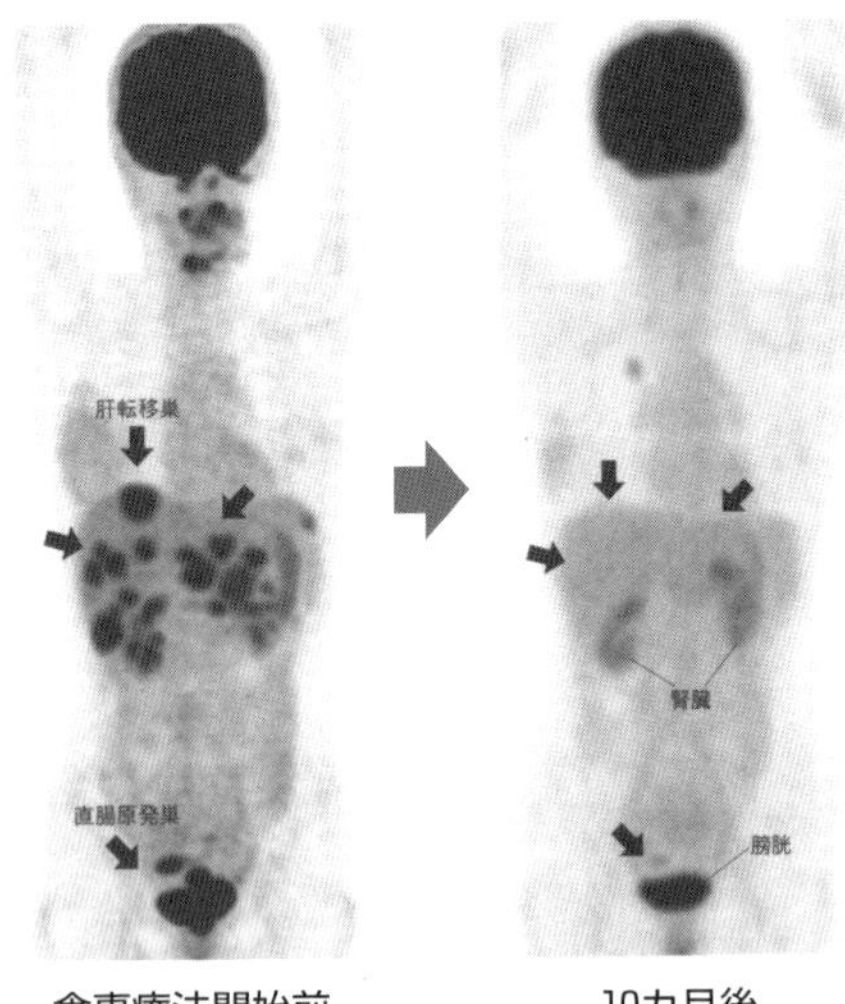

食事療法開始前　　10カ月後

（文献⑥より）

■図 3　【症例 3】70歳・男性／S 状結腸ガン、多発性肝転移

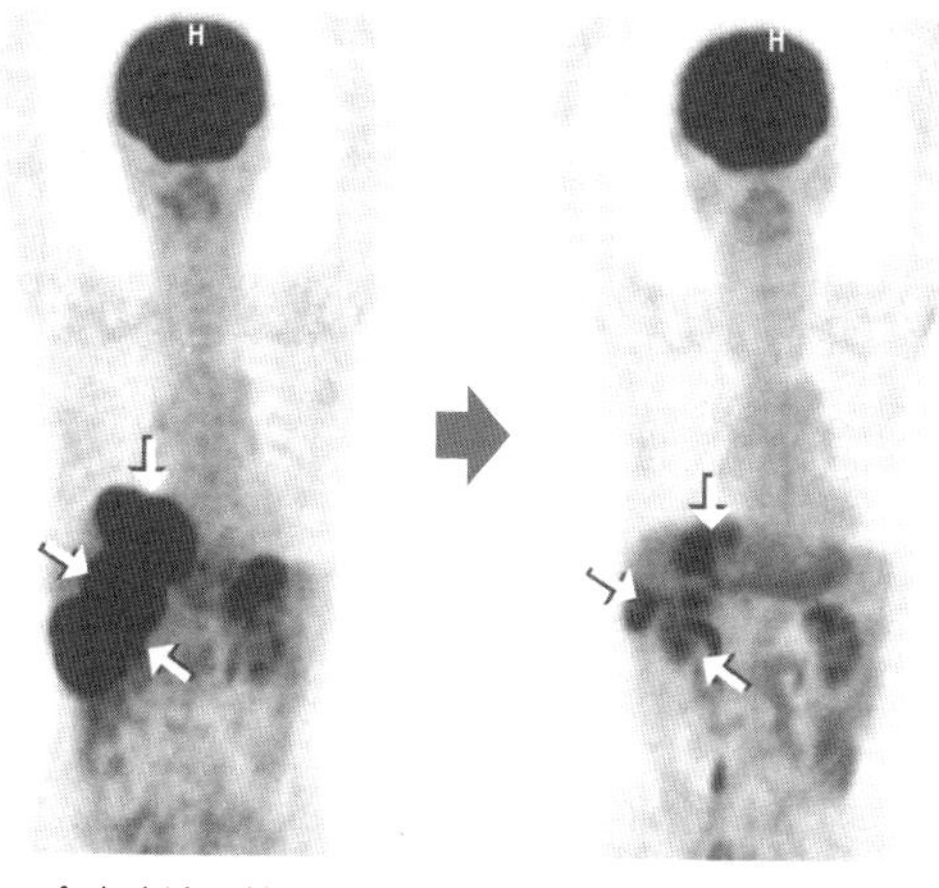

食事療法開始前　　1 年 2 カ月後

（文献⑥より）

■図 4　【症例 4】49歳・男性／胃ガン（手術不能）、多発性肝転移

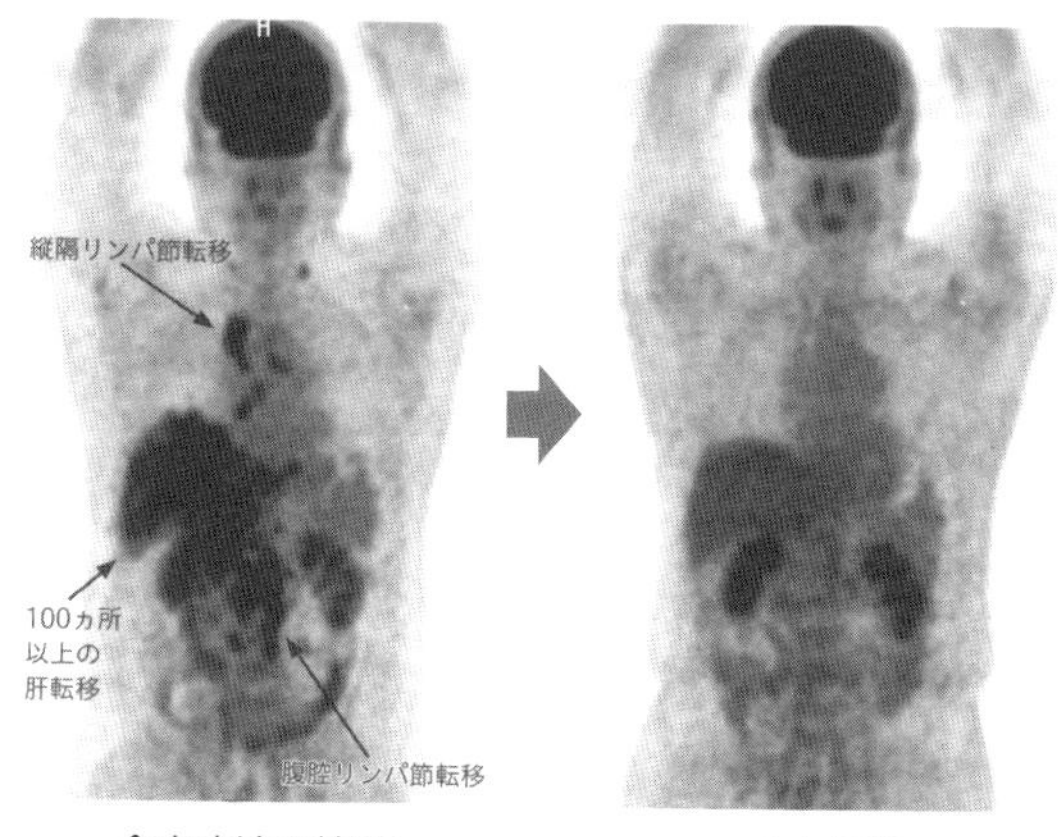

食事療法開始前　　6 カ月後

（文献⑥より）

【症例3】七十歳・男性／S状結腸ガン、多発性肝転移
図3左のように巨大な肝転移が認められたが、食事療法開始から一年二カ月後には右の画像のように著明に縮小していた。

【症例4】四十九歳・男性／胃ガン（手術不能）、多発性肝転移
図4左のように肝内に百個以上の転移と縦隔（じゅうかく）・腹腔内リンパ節転移が認められたが、食事療法開始から六カ月後には右の画像のように縦隔リンパ節は消失し、肝転移も十個にまで激減している。

【症例5】四十九歳・女性／左肺ガン（手術不能）、多発性肝・卵巣転移
図5のように広範囲のガン病巣が、食事療法開始から二カ月半後にはほとんど消失している。

【症例6】七十四歳・女性／膵ガン（手術不能）、多発性肝転移
図6左の原発性膵ガンと五十カ所以上の肝転移が、食事療法を一年間継続した後にはいずれも著明に減少している。

済陽式食事療法は抗ガン剤治療と違い、耐性化することがなく、効果は持続的なので、一

端改善が見られれば、食事療法継続により根治の可能性が高いと考えられる。

なお、ガン治療効果を高める食べ物については、第1章3・5でも紹介しているが、この済陽式食事療法は効果を裏付けるデータが公表されており、詳細なレシピ集も提供されてい

■図5 【症例5】49歳・女性／左肺ガン（手術不能）、多発性肝・卵巣転移

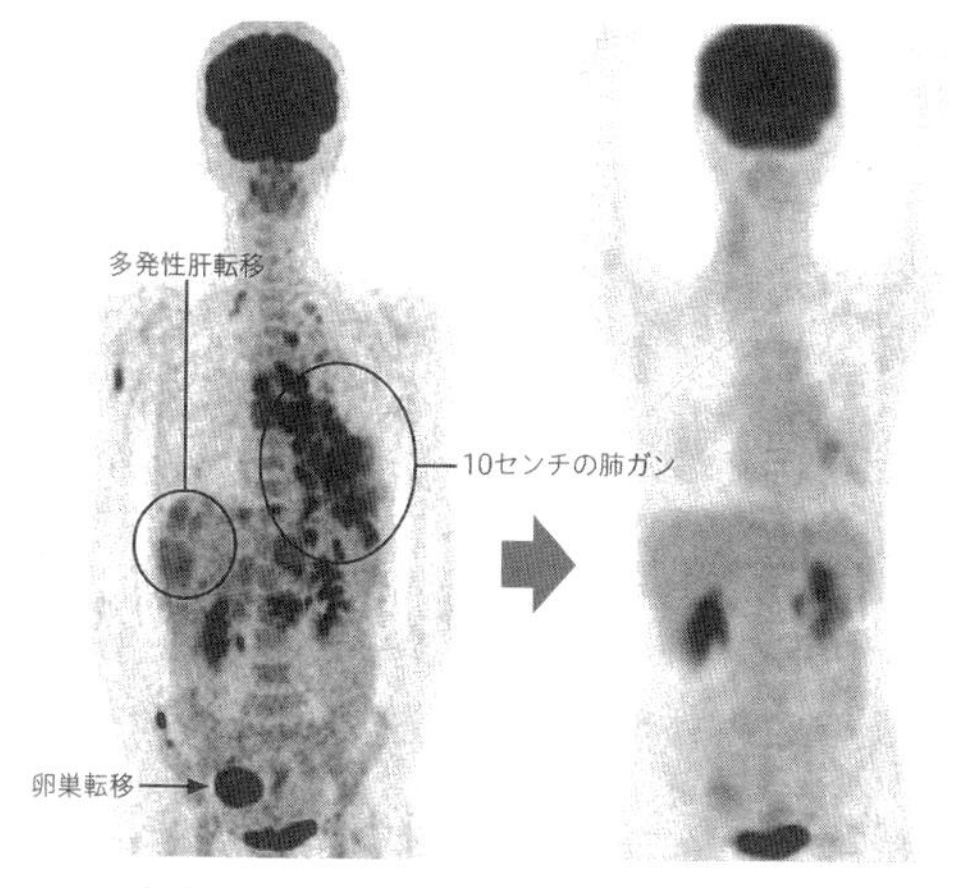

（文献⑥より）

■図6 【症例6】74歳・女性／膵ガン（手術不能）、多発性肝転移

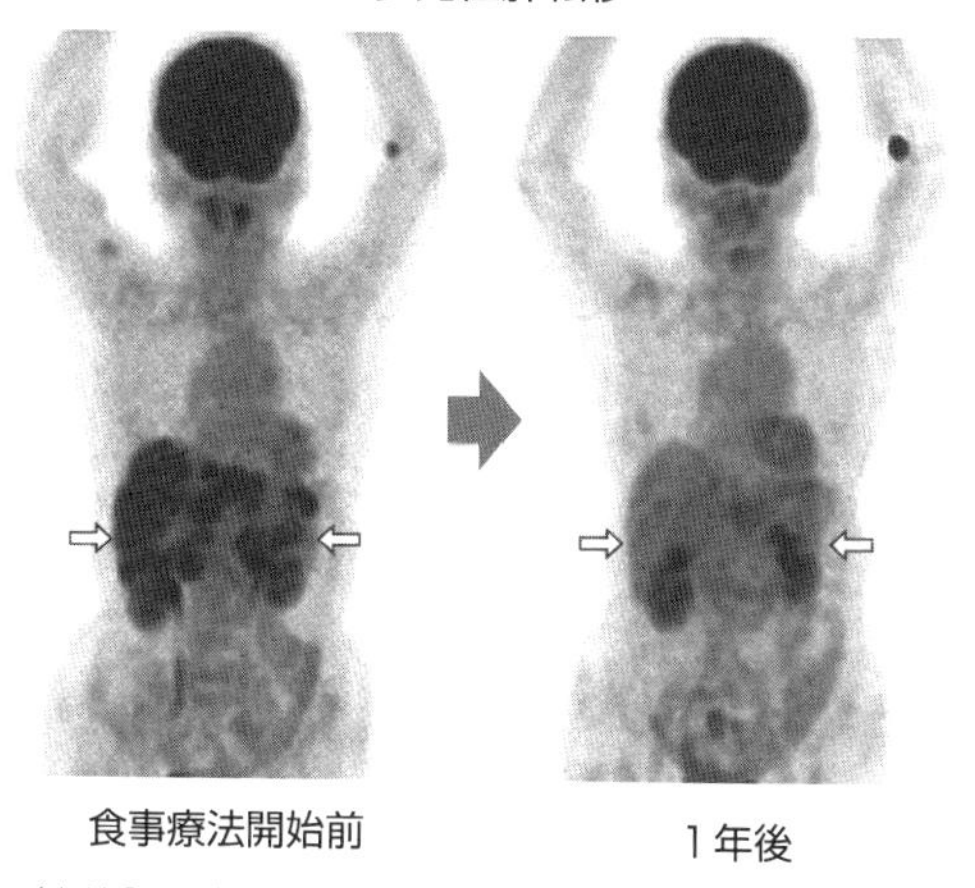

（文献⑩より）

るので、済陽式を中心に実行し、第1章3・5の食品も適宜追加されるのがよいと考えられる。

〔文献〕

①マックス・ゲルソン著／今村光一訳『ガン食事療法全書』徳間書店、一九八九年

②星野仁彦『ガンと闘う医師のゲルソン療法』マキノ出版、一九九八年

③済陽高穂監修『今あるガンが消えていく食事 実践レシピ集』マキノ出版、二〇〇九年

④済陽高穂監修『ガンを消す食材別レシピ 完全版』主婦と生活社、二〇〇九年

⑤済陽高穂監修『今あるがんに勝つジュース』新星出版社、二〇一〇年

⑥済陽高穂・志澤弘『ガンが消えていく食事 成功の秘訣』マキノ出版、二〇一六年

⑦済陽高穂監修『済陽式「抗がん」弁当』講談社、二〇一六年

⑧済陽高穂監修『今あるがんを消すスープと味噌汁』英和出版社、二〇一五年

⑨済陽高穂『晩期ガンから生還した15人の食事』マキノ出版、二〇一一年

⑩済陽高穂『今あるガンが消えていく食事 早わかりDVDブック』マキノ出版、二〇一五年

⑪済陽高穂監修『100日でがんに勝つジュース&スープ 新書版』新星出版社、二〇二〇年

5　ガンの劇的寛解例に学ぶ
――和田洋巳・京大名誉教授が提唱

昼休みを狙って、診療所をのぞいてみた。ホームズ先生は卓上に雑誌を積み上げて読んでいる最中だった。

「やあ、ワトソン君。京都大学名誉教授の和田先生がすごいことを言い出したぞ」

「えっ、なんだって？」

「東京大学医学部附属病院での医師向けの講演会で『我々がやってきたガン治療は間違っていたのではないか。ガン治療には今、革命的変化が必要だ』と話したんだ」

「和田先生は呼吸器外科が専門だったよね」

「そうなんだ。これまで肺ガンの手術を二千例も行なってきたが、手術で完璧に取り切ったはずが、四〇％の人は再発してしまう……」

「京都大学医学部附属病院の外科の教授という標準治療の権威の頂点にいた和田先生が、長年にわたって手がけてこられた外科手術や抗ガン剤投与だけではガンは治らないという現実に、限界と疑問を感じていたわけだね」

「そこに、標準的なガン治療ではとても治らないと判断されていた一人の患者さんが、五年ぶりにひょっこり現れて、和田先生をビックリ仰天させたらしいんだ。

その患者さんは『ワラにもすがる思いで食生活を見直して、玄米、豆腐、野菜などを中心にしたところ、ガンがおとなしくなった』と語ったという……。

こうして、再発しにくい体質にする食生活などの改善が必要ではないかと気づかされた、というわけらしいんだ」

「標準治療の行き詰まりを直視し、ガンの晩期の状態を克服した患者さんが実在するという現実から謙虚に学んで、新しい実践に活かしているところが立派だね」

「和田先生は、二〇一一年に開業したクリニックで食生活指導を中心にした治療を開始したが、その結果、開業以来二〇一八年末までに三千人を超える患者が受診し、その約半数の一五〇〇人がステージⅣであったにもかかわらず、何と五百人もの患者が治癒または寛解(かんかい)に達しているという。つまり、ガンがおとなしくなって患者の生活の質（QOL）の高い状態が維持されているんだ。

従来の標準治療が、ガンを徹底的に叩いて『治る』、『治らない』の二元論でとらえていたゆえの限界を超えて、『劇的寛解』というべき、ガンとの長期的な共生を実現しているわけだ。

しかも、和田先生は、丸山ワクチン（第2章7）やビタミンC点滴（第3章2）も積極的に利用しているらしいんだ」

「こりゃ、ますますすごいことになりそうだね……」

ホームズノート

劇的寛解に向けた六つの方策

和田先生は、闘病中の方々に食事療法を提案して試みてゆくなかで、劇的寛解（ガンが悪化しない状態が長期持続している）例が次々と出現するようになった。その成果に基づいた独自の食事療法について、以下の六つの方策を提唱されている。

1 がん細胞の周辺環境をアルカリ性にする

⇩塩分、肉類は控えて野菜・果物を多くする

ガン細胞は塩分を細胞内に取り込み、それと交換で乳酸などを細胞外に排出する。こうして、ガン細胞はその周辺環境を酸性にすることで増殖を促進している。このガンの性質を逆手に取って、体内（ガン細胞周囲の環境）をアルカリ性にしてガンが増殖しにくい環境へと変えることができる。

体内が酸性かアルカリ性かを見極める簡単な指標として、和田先生は尿のpH値を用いている。この値を七・五、できれば八・〇以上となるよう塩分を制御するよう勧めている。

塩分以外にも、肉類（牛肉、豚肉、加工肉）、乳製品（チーズは最悪）、穀類（玄米を含む）など多くの食品が尿のpH値を下げる（酸性にする）傾向がある。

食品中、尿中pH値を上げる（アルカリ性にする）のは、ほぼ野菜と果物だけである。野菜と果物に多く含まれるカリウムはナトリウム（塩分）を体外に排出する働きをもっているが、カリウムを特に多く含む食材は、アボカド、ほうれん草、納豆、里芋、薩摩芋、昆布、ひじきなどである。ガンの食事療法の元祖ともいえる「ゲルソン療法」の経験者らによれば、尿中のカリウム含有量がナトリウム含有量の十一倍を超えるとガン細胞の活動性が弱まって

料金受取人払郵便

博多北局
承認

7183

差出有効期間
2022年10月31
日まで
（切手不要）

郵便はがき

812-8790

158

福岡市博多区
奈良屋町13番4号

海鳥社営業部 行

通信欄

通信用カード

このはがきを，小社への通信または小社刊行書のご注文にご利用下さい。今後，新刊などのご案内をさせていただきます。ご記入いただいた個人情報は，ご注文をいただいた書籍の発送，お支払いの確認などのご連絡及び小社の新刊案内をお送りするために利用し，その目的以外での利用はいたしません。

新刊案内を［希望する　希望しない］

〒　　　　☎　（　　）

ご住所

フリガナ

ご氏名　　（　　歳）

お買い上げの書店名

再発・転移・手術不能ガンも根治をめざす

関心をお持ちの分野

歴史，民俗，文学，教育，思想，旅行，自然，その他（　　　）

ご意見，ご感想

購入申込欄

小社出版物は全国の書店，ネット書店で購入できます。トーハン，日販，楽天ブックスネットワーク，地方・小出版流通センターの取扱書ということで最寄りの書店にご注文下さい。なお，本状にて小社宛にご注文いただきますと，郵便振替用紙同封の上直送致します（送料実費）。小社ホームページでもご注文いただけます。http://www.kaichosha-f.co.jp

書名		冊
書名		冊

ゆくという。

和田先生は、ご自身のクリニックの患者さんに、できるだけ多くの野菜と果物を生のまま食べるよう、特に野菜は一日四〇〇g程度は摂取するように指導している。

2 がん細胞に兵糧をなるべく与えない
⇩糖分を抑制し、炭水化物は玄米か全粒粉パンにする

ガンは塩分だけでなく、糖分も栄養にして増殖している。ガンは、塩分が大好きな単なる〝辛党〟ではなく、糖分も大好物という〝甘党〟でもあり、〝甘辛両党〟であったわけだ。

ガン細胞は、正常細胞とは異なるメカニズムでブドウ糖をエネルギーに変換していて、ブドウ糖を取り込む装置が正常細胞の十倍以上も備わっている。つまり、必要以上のブドウ糖があると、それがほとんど全部ガンのエネルギー源に持っていかれて使われ放題になってしまう。

このようにガン細胞だけに糖分を独占的に〝ごっつぁん〟させないためには、血糖値の上昇をできるだけ緩やかにするような糖質のとり方が重要になってくる。

そこで、炭水化物は、体内で一気にブドウ糖に変化してガン細胞を優先してもてなすよう

な白米、精製されたパンや麺類などではなく、血糖値の上昇を緩やかにする玄米や全粒粉のパン（小麦をすべて粉にしたもの）にすべきである。ただし、玄米でも尿のpH値は酸性に傾けてしまうので、あくまで量は控えめにしておくことが大切だ。

3 乳製品の摂取禁止

⇩牛乳、ヨーグルト、チーズ、生クリームなどはすべて禁忌

牛乳には「インスリン様成長因子（ＩＧＦ－１）」という、短期間で子牛を急成長させる因子がたくさん含まれている。この因子はガン細胞をも増殖させるため、乳製品はガン治療中は禁忌であることは国際的にも広く知られている。

英国王立医学協会の終身会員で大英帝国勲章受勲者のジェイン・プラント教授（地質学、地球化学）は、自らも乳ガンとなって四度の再発を繰り返したが、その後に見事に克服している。

彼女が自然科学者の冷静な視点で命がけで書いた『乳がんと牛乳――がん細胞はなぜ消えたのか』という世界的ベストセラーによると、乳ガンと前立腺ガンの発症と病状悪化や再発に乳製品の摂取が大きな影響を及ぼしている可能性が非常に高いという。この緻密に検証さ

れた論考には、酪農業界をはじめとして激しい非難や批判が当初浴びせられたが、世界中の研究者も正当で説得力をもった反論ができないでいる。

乳製品がガン治療には禁忌であるということは学術的には明らかなので、食品を買う時には、牛乳成分が含まれていないかをチェックすることが不可欠である。

4 脂肪酸を合成させない
⇩脂肪酸合成酵素の働きを抑制する梅エキスの摂取

前述のインスリン様成長因子ＩＧＦ－１と並んで、ガン細胞の分裂を著しく促進させている物質が脂肪酸で、この脂肪酸はガン細胞が次世代の細胞を次々と産み出してゆく際の細胞膜の形成に使われる原材料となる。ガン細胞は分裂に必要な脂肪酸の九割を自前で合成していることがわかっているが、この次世代の細胞をつくるための脂肪酸を合成させないことがポイントとなる。

そのためには脂肪酸合成酵素と呼ばれる物質の働きを抑え込むのが効果的だとされており、なかでもトリテルペノイドなどの生理活性物質は脂肪酸合成酵素の働きを効率的に抑制する抗ガン作用のほか、抗炎症、抗酸化、抗高脂血症作用をもっている。

このトリテルペノイドを豊富に含んでいるのが、梅肉をはじめとする果物類である。和田先生は、特に古くからある民間薬・梅エキスの摂取を自らも実践すると同時にガン患者にも強く勧めている。なお、梅干しは塩分が多いため、梅エキスかサプリが良いと述べている。

5 慢性炎症を鎮静する

⇩炎症を起こす物質を避け、炎症を鎮める物質を摂取する

ガンは血管の炎症により引き起こされる臓器の慢性炎症から発症する。しかも、慢性炎症は他臓器などへのガン浸潤（しんじゅん）や転移・再発にも深く関与している。

NF－κB（エヌエフ・カッパービー）という物質があって細胞環境に慢性炎症を発生・悪化させてしまっている。ガン細胞好みの慢性炎症というこの細胞環境を改善するには、NF－κBを抑制する必要がある。

このNF－κBに特異的に結合して、その働きを抑制するのがパルテノライドという成分で、これは一部のハーブに含まれている。和田先生は慢性炎症の抑制効果をもつ夏白菊（なつしろぎく）を煎じたハーブティー（フィーバーフュー茶）の飲用を推奨している。

ここで、慢性炎症を引き起こす陰の主役の「トランス脂肪酸」の問題に触れておく必要が

ある。トランス脂肪酸は、大豆油、コーン油、ひまわり油、紅花油、綿実油（めんじつゆ）などのオメガ（ω）6系の植物油を化学処理して固体化する際に発生する。

自然界に存在しないトランス脂肪酸は低価で大量生産が可能だ。この便利なトランス脂肪酸の入った食材は、利便性を追求した現代社会の象徴であるコンビニの中にあふれ返っている。ポテトチップスなどのスナック菓子、菓子パン、ドーナツやクッキー、カップラーメン、サラダ油（複数の主にオメガ6系植物油の混合物）、レトルト食品などで、原材料名の欄に、植物油脂、マーガリン、ショートニング、ファットスプレッドなどの表記があればトランス脂肪酸が含まれている。

トランス脂肪酸は、慢性炎症だけでなく、血管壁に取り込まれて長期間代謝されずに時間をかけて動脈硬化を起こしてゆく。便利さや低価と引き換えに慢性炎症と動脈硬化を知らないうちに被（こうむ）ってしまっている現代人と、生活習慣病といわれるガン、脳卒中、冠動脈心疾患との密接な関連が透けて見えるようである。

トランス脂肪酸は昨今では認知症との関連も議論されているが、これ以外にも、炎症性疾患としての子宮内膜症、潰瘍性大腸炎、それに花粉症やアトピー性皮膚炎など、近年急増している数々の厄介な疾患の背景にトランス脂肪酸の存在が見え隠れするようで実に不気味である。

一方、オメガ3系に分類される亜麻仁油、エゴマ油、そして、EPAやDHA（青魚に含まれる）は体内の慢性炎症を鎮める作用をもっている。

従って、日々の食事で使う油の選択はきわめて大切で、熱に弱いオメガ3系の油はサラダ用のドレッシングなどに使って、加熱調理にはオメガ9系のオリーブ油や椿油を用いるのがよい。

6 免疫力を高める
⇩キノコ類を多く摂取して、丸山ワクチンを併用する

和田先生は、ガンの発症の予防と増殖の抑制のために、免疫力を高めることの重要性を説いている。具体的には、免疫力を高めるβ（ベータ）グルカンが含まれるキノコ類の摂取を勧めている。

第1章3でも述べたように、さまざまなキノコがガンの抑制効果をもつことが判明しているので、ハナビラタケ、干しシイタケ、シメジ、キクラゲ、エノキダケなど、種類を問わずに毎日多くのキノコを食することが推奨されている。

キノコ類に含まれるβグルカンの特徴は、キノコの細胞壁を破壊して加熱しなければ取り

出しにくいことだ。そして、毎日キノコをたくさん食べても飽きないような工夫も必要だ。そこで、βグルカンの効率的かつ持続的な摂取と保存を目的に、キノコ類に専用のだしを加えたものを粉砕、加熱した「きのこペースト」を和田先生たちは考案している。

また、腸内フローラを改善して免疫力の向上を図るために、玄米を玄米麹で発酵させた甘酒を飲むよう勧めている。

これに加えて、和田先生は二〇一九年の著作の中で、クリニック開設以来の治療の中で一連の食事療法と丸山ワクチンの投与を組み合わせることで、五百人以上の人を治癒または寛解へ導くことに成功したと述べている。そして、丸山ワクチンの投与で標準的なガン治療の効果が高まることも数多く経験していると記載されている。

［文献］

①和田洋巳他『がんに負けないこころとからだのつくりかた』ＷＩＫＯＭ研究所、二〇一五年
②和田洋巳『がんに絶対勝ちたい！ 和田式食事法』宝島社、二〇一六年
③和田洋巳『がんを生き抜く最強ごはん』毎日新聞出版、二〇一九年
④ジェイン・プラント著／佐藤章夫訳『乳がんと牛乳――がん細胞はなぜ消えたのか』径書房、二〇〇八年

6 ごくありふれた物質、クエン酸と重曹がガンを消す!?

ホームズ診療所をのぞくと、ホームズ先生はテレビを見ている。

「やあ、ワトソン君。『エレメンタリー ホームズ&ワトソン in New York』というアメリカのテレビドラマを見たことはあるかね?」

「いや、初めて聞いたなあ」

「驚いたことに、このドラマではワトソン君が女性なんだ。名前もジョン・ワトソンではなく、ジョーン・ワトソンと女性名に変えてある」

「それは面白そうだ。僕も見ることにしよう」

「話は変わるが、最近、福田一典先生が『クエン酸ががんを消す』という本を出されてね、クエン酸と重曹を内服すると、ガンに顕著な効果があると書かれている」

「クエン酸はレモンなど柑橘類に多く含まれていて、食品添加物としても使われている。重曹も同じようなものだが、そんなありふれた物質がガンに効果があるんだろうか?」

「クエン酸がガン細胞に取り込まれると、複雑な生化学的反応によってガン細胞を内部から破壊するそうだ。海外では末期ガンに効いた例が多数発表されている」

ホームズノート

副作用もなく安価なクエン酸と重曹の可能性

福田一典先生は長年国立がん研究センターでガン治療薬の研究開発に携わってこられたが、近年個人開業(銀座東京クリニック)され、副作用のない、体に優しいガン治療法を研究し提唱されてきた。ガン細胞をめぐる生化学を大変詳細に研究されており、近著『クエン酸ががんを消す』では、その作用機序を説明すると同時に、海外で末期ガンが治癒した二症例を紹介されている。

第一例(四十五歳男性)は、悪性度の高い脳腫瘍の一種である多形性膠芽腫(こうがしゅ)で二〇一二年十二月に手術を受けたが、部分切除しかできず、画像診断（ＭＲＩ）で腫瘍の残存が認められた。手術直後からクエン酸の服用を始めたところ、翌年二月のＭＲＩでは腫瘍は完全に消去していた。

第二例（七十八歳女性）は肝転移のある膵臓ガンの人で、膵頭部に三・三×三・四㎝の腫瘍と肝臓に一・四×一・八㎝大の四カ所の転移、腹部リンパ節にも転移があった。抗ガン剤投与は辞退し、二〇一五年九月からクエン酸の内服を続けたところ、同年十一月には超音波検査で原発巣も肝・腹部リンパ節転移も消失したことが確認された。

その他、甲状腺髄様ガン、腹膜中皮腫、骨髄性白血病、多発性骨髄腫、非ホジキンリンパ腫、食道ガン、膀胱ガン、乳ガンなどで著効例が発表されている。

具体的な方法は、クエン酸（粉末）一日一五ｇを五〇〇㎖の水に溶かして、これを三回に分けて毎食後に飲むだけでよい。

クエン酸は一日分三十三円ほどで、インターネット通販でも入手可能である。

一方、人間の体内は酸性・アルカリ性で測定すると通常は酸性状態にあり、その環境ではガン細胞が増殖しやすくなる。それを、アルカリ体質に変えてやると、ガン細胞の増殖が抑制されることが知られている（第1章5参照）。福田先生は体質をアルカリ性に変える方法として重曹を空腹時に内服することを推奨されている。重曹は胃液と混ざると中和されて効果が失われるので、朝の起床時など空腹時の内服（朝食まで1時間空ける）が適切である。食後だとゲップが出やすいこともある。分量は一日五gから始め、尿のpHがアルカリ性の八・〇になるのを目標に、必要なら一〇gまで増量するとよい。重曹も安価な物質でドラッグストアなどで入手可能だ。

なお、重曹五gには食塩相当量三・五gが含有されているので、食塩制限が基本の「済陽式食事療法」（第1章4）を実行する際には重曹療法は中止すること。

〔文献〕

福田一典『クエン酸ががんを消す』彩図社、二〇一九年

7 手術前に睡眠薬メラトニンを服用すれば再発率が半減する!?

例によって、ホームズ先生の診療所を訪れた。きょうはどんな話が飛び出すことか。

「ワトソン君、松果体(しょうかたい)って知ってるかね?」

「その昔、デカルトが〝心の座〟とした脳の器官だね。今ではその考えは否定されているが」

「松果体は、受胎後人間の体の中で最初に完成する器官で、脳の真ん中に納まっている。そして、メラトニンという、昼夜のリズムを司(つかさど)るホルモンを分泌している。夜の暗さに体が包まれると分泌が開始され、睡眠へ導入する働きをもっている」

僕は、松果体が何か特別の働きをするとにらんだデカルトの眼力は大したものかもしれないと思いながら、話に耳を傾けていた。

「メラトニンは、以前から催眠効果や皮膚の色を白くする作用などが知られていたが、その後、『フリーラジカル（活性酸素）』から守る——つまり抗酸化作用のあることがわかった」

「活性酸素がガンや老化を引き起こすという話は、よく耳にする」

「それだけでなく『メラトニンは免疫系に働きかけをする』という重要な発見があった。——つまり、ＮＫ細胞を増やし免疫能を高めるんだ」

「ガン治療に使われたこともあるのだろうか？」

「メラトニンが肺ガン・前立腺ガン・乳ガンや脳腫瘍など、さまざまなガンに有効だという報告もたくさんあるが、何と驚くことに、大腸ガンの手術前三日間だけメラトニンを服用しただけで、再発率が半減したという研究まで発表されている」

何だか、すごい薬のようだ。

「残念ながら日本国内では直接販売されていないが、個人輸入で比較的簡単に安価で入手できる」

「ＮＫ活性が弱い人がその増強目的に使ったり、ガン治療中の人が標準治療に併用したりすべき不可欠なサプリメントだね」

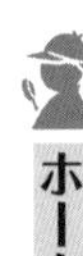

ホームズノート

免疫能を活性化する脳内ホルモン「メラトニン」

安眠効果や時差障害の予防、若返り効果に加えて免疫を増強する効果……、しかも副作用はまったくなしという夢のような万能薬が米国で製剤化されている。

これは脳の松果体から分泌されるホルモンで、誰の脳の中にも存在し、生命維持に重要な働きをしている。メラトニンである。子どもの頃には大量に分泌されているが、年齢とともに減少していき、それが老化や免疫低下の一因と考えられている。

メラトニンは夜間に分泌されることで、睡眠と覚醒リズムも調整している。そのためメラトニンを飲むと安眠でき、時差障害も解消される。筆者（伊丹）も以前は時差六時間のハワイへ行くくらいでも、時差障害で昼間の眠気や頭の働きの低下に悩まされたものだが、現地時刻の夜に合わせてメラトニンを飲むことによって、時差十二時間のニューヨークへ行っても、時差障害はまったく感じなくなり驚いたものである。

ところが近年、メラトニンは人間の健康維持や病気治療にも利用され、しかも大きな効果のあることが明らかとなってきた。その一つが強力な抗酸化物質としての働きである。人間の体内には活性酸素（フリーラジカル）と呼ばれる有害物質が日々発生しており、それがさまざまな病気や老化の原因となり、また、ガン悪化の要因ともなっていることが知られている。活性酸素は紫外線、タバコ、アルコール、細菌やウイルスの感染、抗ガン剤、放射線などによってさらに大量に発生する。

この活性酸素を消去する物質＝抗酸化物質には、ビタミンＣやＥがよく知られているが、メラトニンはこれらをはるかに上回る抗酸化作用のあることが明らかとなっている。

一方メラトニンは、免疫能を活性化する作用も非常に強いことがわかってきた。

米国での実験によれば、健康な人がメラトニンを一週間服用し続けると、唾液中に含まれていて風邪などの感染から体を守る免疫グロブリンＡの分泌が、二五〇％も多くなることが判明した。また、**メラトニンを二カ月間服用することで、ＮＫ細胞の数が二四〇％も増加した**。イタリアの研究ではガン治療中の人々にメラトニンを一カ月間投与するだけで、ガンと闘う免疫物質である腫瘍壊死因子αが二八％、インターフェロンγが四一％、インターロイキン２は五一％も増加したのである。

■図1　肺ガン（ステージ4）へのメラトニンの効果（100例）

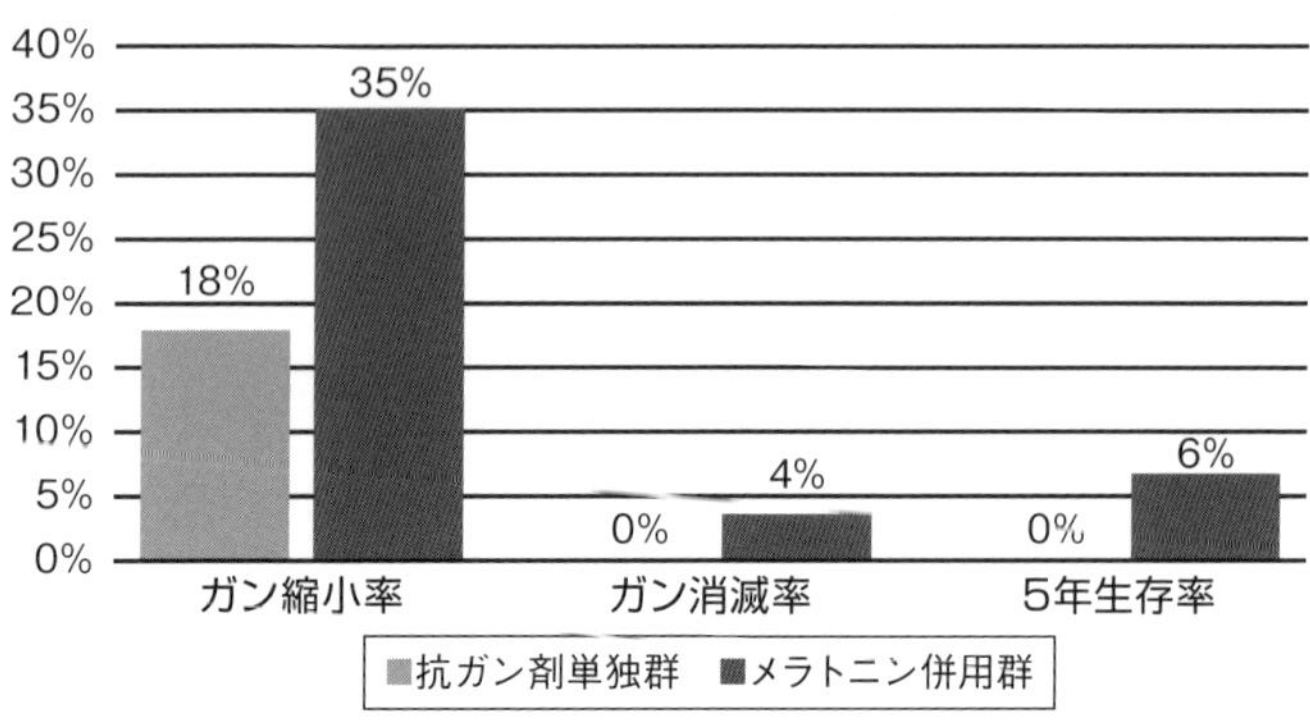

（文献②をもとに作成）

こうして、ガンに対する治療効果の可能性が俄然注目されることとなる。そして米国やヨーロッパではさまざまなガン治療に試みられ、高い効果が報告されている。

メラトニンによるガン治療経験が豊富なイタリアのパオロ・リッソーニ博士は、肺ガンに対し化学療法よりはるかに大きな効果があることを証明した。六十人の肺ガン患者の半数には化学療法（抗ガン剤）、残りの半数にはメラトニンと免疫物質の投与を行なった。

その結果、五年後の生存率を比較すると、化学療法を受けた人々は一九％、メラトニンと免疫物質の人々は四五％であり、二・三倍も効果が大きいことがわかった。また、進行性肺ガンの人々でも、メラトニンを飲んでいる人々の生存率は、飲まない人々に比べ四倍であった（図1）。乳ガンではホルモン療法単独よりも、メラトニン併用によって生存率が三倍となる。その他、胃・肝・膵・大腸・甲状腺・腎・前立腺のガンやメラノーマ、脳腫瘍などでも同様に治療効果を大幅に高める作用のあることが報告されている（図2）。

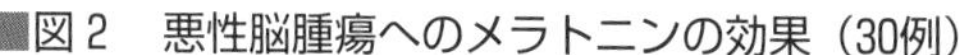

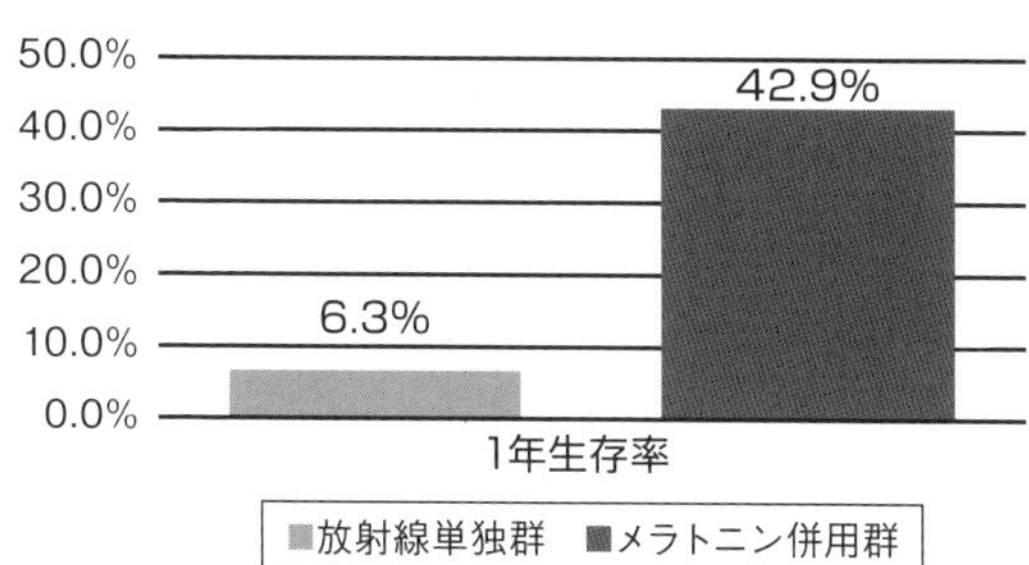

（文献②をもとに作成）

さらに注目すべきは、進行性大腸ガンで手術を受ける人々に**直前三日間だけメラトニンを飲んでもらうと、手術後の再発率が半減する**ことである。

これらの治療研究によれば、ガン治療効果が期待できるメラトニンの使用量は一日一回二〇mg（寝る前服用）。メラトニンは、本来誰の脳内にも存在する生理的物質なので、その内服には特別な副作用はないと考えられている。ただし、通常のメラトニンは短時間作用性なので、飲んで一時間ぐらいしか作用が続かない。飲んだ後徐々に吸収される「徐放型」（タイムリリース）のメラトニンであれば六時間作用が持続する。これは夜間脳内に増えている脳内メラトニンの動態に近いので、**病気治療目的の場合は「徐放型」のメラトニンの使用が望ましい。**

市販されているサプリメントにも特に副作用はないが、時に昼間に眠気が残るという場合があるので、最初は五mg錠一錠を五日間、二錠を五日間……と徐々に増やして体になじませ、四錠に達したらそれを続ける、という方法が望ましい。どんな治療法と併用しても不都合はない。

なお、メラトニンは脳内血管関門を自由に通過するので、脳転移や脳腫瘍にも効果があり、化学療法・放射線療法とは相乗効果のあることが証明されている。

〔文献〕

①本間善夫・川端潤『パソコンで見る動く分子事典』講談社ブルーバックス、一九九九年

②R・J・ライター、J・ロビンソン著／小川敏子訳『奇跡のホルモン、メラトニン』講談社、一九九五年

③Christian Bartsch, et al., *The Pineal Gland and Cancer*, Springer, 2001.

④R・サヒリアン著／三宅貴仁訳『メラトニンの「超」驚異』実業之日本社、一九九六年

⑤メラトニン研究会編『メラトニン研究の最近の進歩』星和書店、二〇〇四年

8 ガンリスクを低下させるビタミンと、上昇させる降圧剤・胃薬とは？

小春日和の日曜日。ホームズ先生は休日も、診療所でガン退治の研究に余念がない。僕が訪れると、庭の木陰のベンチで読書中だ。

「やあ、ワトソン君、ここに座りたまえ」

本のタイトルを見ると、『ＮＨＫスペシャル　病の起源――がんと脳卒中』（宝島社、二〇一三年）。

「この本によるとね、ガンの歴史上の二大原因として、一つめはアフリカで発祥した人類が世界に広がって温帯・寒帯にも住むようになり、日照時間の減少で体内のビタミンＤの産生量が減少したこと、二つめは照明器具の発明・普及により夜の暗さで過ごす時間が減り、脳内メラトニンの産生量が減ったことが挙げられている」

「メラトニンは前回聞いてよくわかったが、ビタミンDもガン予防になるんだね」

「ビタミンDを増やすためには日光浴が効果的だが、紫外線は皮膚ガンのリスクを高めてしまう難点がある。それより、ビタミンDが豊富な食べ物に鮭やキクラゲがあるし、安いサプリメントを摂取する方が合理的だ。ところでワトソン君。君は高血圧の薬は飲んでないよね」

「ええ。いつも一三〇／九〇以下だからね」

「血圧の薬も色々な種類があるが、ある特定の薬を飲み続けていると、肺ガンのリスクが三一％も上がることがわかったんだ」

「そんな薬は、すぐ発売中止にしなきゃ！」

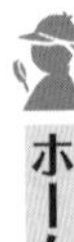
ホームズノート

さまざまなガン予防効果のあるビタミンDを活用しよう

ビタミンDの血中濃度が高いとさまざまなガンリスクが低減することが、いくつもの大規模研究で明らかになっている。

■ビタミンDのガン予防効果

乳ガン	83%減
大腸ガン	79%減
口腔・咽頭ガン	70%減
食道ガン	63%減
直腸ガン	63%減
白血病	56%減
膵臓ガン	51%減
卵巣ガン	30%減

腎臓ガン	25%減
ホジキンリンパ腫	25%減
喉頭ガン	20%減
胃ガン	20%減
膀胱ガン	20%減
子宮体ガン	20%減
悪性黒色腫	20%減
非ホジキンリンパ腫	20%減

（文献①をもとに作成）

米国白人二万五千余人を十年間追跡調査した結果、ビタミンDの血中濃度が高い群の大腸ガンリスクが七九％も低くなること、同じく米国男性四万八千人弱を十四年間追跡調査した結果では、血中濃度の高い群の発ガンリスクは口腔・咽頭ガンで七〇％、食道ガンで六三％、白血病で五六％、膵ガンでも五一％リスク低下の結果が判明。また、英国の研究では乳ガンリスクが八三％低下したという。その他、卵巣・腎・膀胱・咽頭・子宮体ガンや悪性リンパ腫の予防効果も示唆されている。

日本でも三万八千余人を十一年半追跡調査した結果、ビタミンDの血中濃度が低い群では、直腸ガン発症リスクが男性で四・六倍、女性で二・七倍も高いという結果が発表されている。

したがって、**ビタミンDの血中濃度を高くするこ**

とが、ガン予防だけでなく、再発予防、治療効果の増強にも効果的と考えられる。

サプリメントとしては、ビタミンD3（一粒一〇〇〇IU：国際単位）が安価な通信販売で入手可能だ。

ただし、体質的に血液カルシウム（Ca）値が高い人が稀にいるので、服用前のCa値を必ず確認し、正常範囲の上限に近い場合は、担当医に内服の可否を確認すること。可の場合一日一回三粒（三〇〇〇IU）の内服を一カ月続け、その後のCa値が正常なら四粒（四〇〇〇IU）に増やし、さらに一カ月後のCa値が正常なら四粒を続けよう。

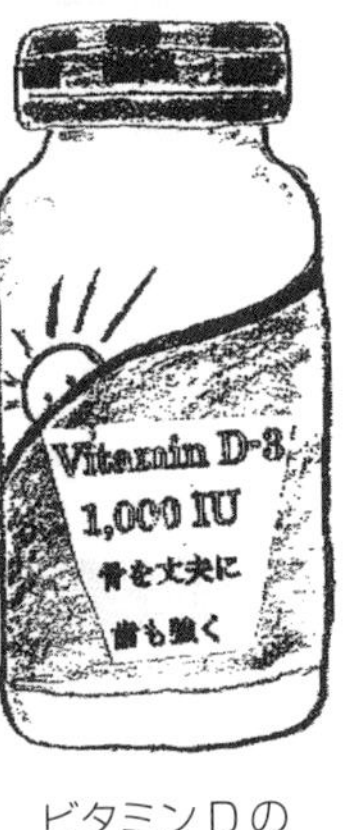

ビタミンDの
サプリメント

肺ガンのリスクが増える一種類の降圧剤

厚生労働省の発表によれば、高血圧症の日本人は約一〇八〇万八千人とされている。そのほとんどの人が降圧剤を服用されていると考えられる。ところが、「ACE阻害剤」という降圧剤を継続すると、肺ガンのリスクが大幅に増加することが判明した。世界でもトップクラスの医学誌「英国医学ジャーナル」に発表されたデータによると、約百万人の患者を六・

■ACE阻害剤の薬品名

アデカット、イミダプリル、インヒベース、エースコール、エナラート、エナラプリル、オドリック、カプトプリル、コナン、コバシル、シラザプリル、ゼストリル、セタプリル、セリース、タナトリル、チバセン、テモカプリル、トランドラプリル、ベナゼプリル、ペリンドプリル、リシノプリル、レニベース、ロンゲス（五十音順）

四年間追跡調査した結果、ＡＣＥ阻害剤を十年以上飲んでいる人の肺ガンリスクは三一％も上がることが明らかとなった。ＡＣＥ阻害剤の薬品名は上のようにたくさんあるので、降圧剤を処方してもらう時は要チェックだ。

このような危険な薬は、厚労省がすぐに発売停止にしなければならないし、全国の医師へ処方しないよう周知する必要があるが、まったくその動きはない。この薬のために肺ガンを発症した人も多いと思われ、今後もそれは続くだろう。

胃ガンリスクが激増する可能性がある胃薬

香港大学の研究によると「プロトンポンプ阻害剤（ＰＰＩ）」という種類の胃薬を服用していた三三九七人を七・六年間追跡調査した結果、他の胃薬を継続服用していた人々に比べ、胃ガンの発症が、一年以上の継続服用の人で五・〇四倍、二年以上で六・六五倍、三年以上で八・三四倍となることが発表された。一方で、シメチジン（第2章

2参照）には、そのような有害事象もないことが合わせて発表された。

このプロトンポンプ阻害剤は国内ではオメプラゾール、ネキシウム、タケキャブ、タケプロン、ランプラゾール、パリエットの製品名で使用されている。消化器系の薬としては多く処方されているので、その結果で胃ガンを発症した人も多いに違いない。

肺ガンを増やすACE阻害剤と胃ガンを増やすPPI阻害剤のような危険な薬は、厚労省が直ちに販売中止にすべきであるにもかかわらず、まったく放置されているのである。この現状は、日本のガン医療のもう一つの構造的欠陥といわねばならない。

［文献］

①平柳要「がん予防に実は『日光浴』が有効なわけ」、「わかさ」二〇一一年五月号、わかさ出版
②斉藤嘉美『ビタミンDは長寿ホルモン』ペガサス、二〇一一年
③"Angiotensin converting enzyme inhibitors and risk of lung cancer", *BMJ*, 2018 Oct.
④水上治「高血圧の薬で肺がんになる」、「週刊現代」二〇一八年十二月二十二日号
⑤Cheung KS, et al., "Long-term proton pump inhibitors and risk of gastric cancer development after treatment for Helicobacter pylori: a population-based study", *Gut*, 2017 Oct.31.
⑥福庭暢彦「（2）長期の胃酸分泌抑制に伴って増加する疾患は何か」、「日本医事新報」二〇一八年二月十日
⑦「ビタミンDでがんリスクが25％低下」、「週刊文春」二〇一八年六月二十一日号

9　ガン温床を破壊する「牛蒡子」

「ワトソン君、われわれ人間は空気が薄い場所に行くと苦しくなるだろう。ところが、ガン細胞はそんな場所が大好きで、居心地が良いらしい」

ホームズ先生、とんでもないことを話し始めた。

「ガンの塊の中には酸素が行き渡らなくて、それが乏しい領域があちこちに存在している。そんな過酷な環境で生きてきたガン細胞は抗ガン剤や放射線に対する抵抗力が強くて、それらの治療で多くのガン細胞が破壊された後も、しぶとく生き残って、後日増殖して再発をもたらすんだ」

「酸素の乏しい場所が、ガン細胞の温床だったというわけだね。何か良い対策はないのかね？」

「標準治療では、その対策がまったくないんだ。ところが『アルクチゲニン』という物質を摂取すると、その温床が破壊されて、治療効果が高くなることがわかったんだ」

「アルクチゲニン？　どうやって摂取すればいいのかなあ？」

「漢方生薬の『牛蒡子（ごぼうし）』の主成分だ。見たことはないが、牛蒡に花が咲いて、実がなる。その実だけ集めた牛蒡子を一日二〇g煎じて飲めばよい」

「牛蒡は素晴らしいパワーを秘めてるんだね」

「最近、牛蒡子は膵（すい）ガンにも効果がありそうだと、国立がん研究センター東病院や富山大学で臨床試験が始められている」

ホームズノート

低酸素領域のガン細胞から再発・転移が

京都大学医学部の近藤科江（しなえ）先生（現・東京工業大学教授）らの研究によると、ガン組織の中は血管を中心に、正常酸素領域、低酸素領域、壊死領域の三層で構成されている。血管から離れている低酸素領域のガンには抗ガン剤も届きにくく、また、放射線治療も酸素を活性酸素に変えることでガンを破壊しているので、低酸素領域のガンには効きにくい。したがって、**この領域のガンは治療後もしぶとく生き残り、再発・転移の元になる**（文献①②）。

低酸素領域のガンは、しぶとく生き残るために「低酸素遺伝子」や、転移能力を高める「転移促進遺伝子」も発現している。低酸素領域はどのガン組織の中にも共通して存在しており、悪性度の高いガンほどこれが広がっている。これまでのガン標準治療には、この低酸素領域のガン細胞に対する治療法がなく、治療後の再発・転移を許してきた。

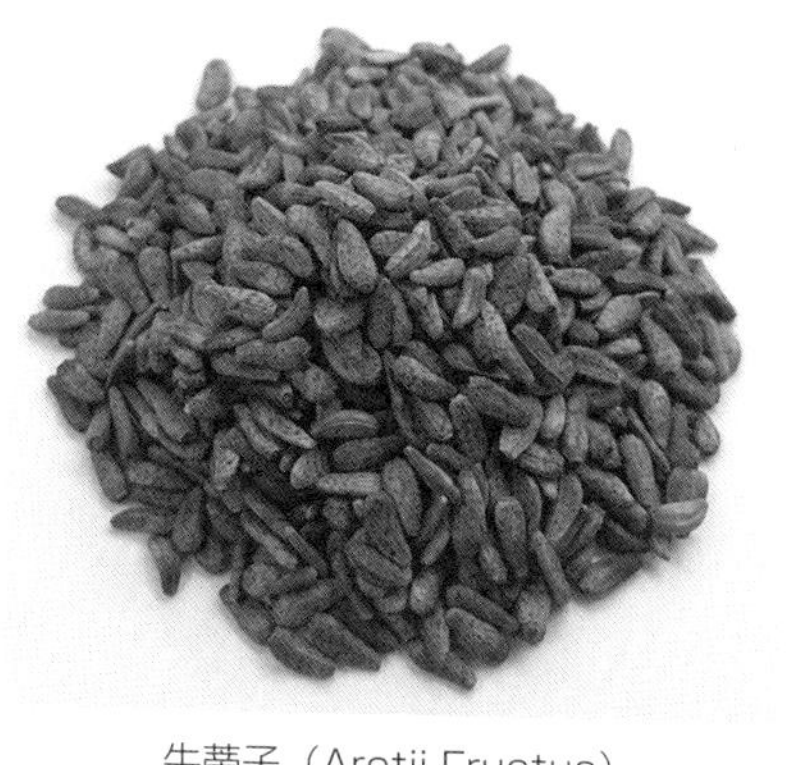

牛蒡子（Arctii Fructus）

このガンの温床とも呼ぶべき低酸素領域を解体する作用を「アルクチゲニン」（牛蒡子の主成分）が持っている。このことが近年発見された。したがって、抗ガン剤や放射線治療を受ける人は最初から、牛蒡子の服用を長期にわたって継続し、再発予防に役立てる必要がある。

牛蒡子は通販で安価に入手でき、煎じる方法は次の通り。一日分二〇ｇを土瓶に入れ、自然水六〇〇㎖を加え、中火より少し弱めに。二十分くらいで沸騰したら火を弱くする。土瓶の水が約半分に煮つまったら、すぐ茶こしで「かす」をこして取り去る。

一日二回に分けて朝、夕食前三十分の空腹時に内服。三日分をまとめて煎じておき冷蔵庫に保存し、温め直して飲んでもよい。

どんな治療とも併用可能なので、ご自分の判断で使用されるとよい。

〔文献〕
①近藤科江「ガンの中の低酸素のお話」、「生きがい通信」第九十九号、二〇〇九年
②原田浩「放射線治療後のがん再発メカニズムを解明」、「Medical Tribune」二〇一二年七月二十六日

10 「ガン悪液質」の診断法と改善法

ホームズ先生、検査センターから届いた検査データを眺めてつぶやいた。

「うーん、この人は『ガン悪液質』になってるなあ。早く改善しなきゃ」

「ガン悪液質も初耳だね。どんな状態なんだい？」

「うん。ガンは周囲に炎症反応を起こしてね、それによって周囲のリンパ球などの免疫細胞を破壊して増殖してるんだ。炎症がひどくなってガン悪液質と呼ばれるレベルになると、ガンの治療効果が低くなり、治療後の経過も好ましくないものになってしまう」

「そのガン悪液質ってのは検査データから判断ができるんだね」

「そう、血液ＣＲＰ（炎症反応）の値で〇・五以上が続いていると、ガン悪液質と診断できる。この状態が続くと治療効果が非常に低くなるんだ」
「改善対策は?」
「EPA(エイコサペンタエン酸)と呼ばれる魚の油の一種を一日二g以上摂取し続けると次第に改善されていくんだ」

ホームズノート

ガン周囲の〝消火活動〟も必要

ガンは炎症性サイトカインと呼ばれる物質を発生させ、ガン周囲に炎症(一種の火事)を起こして、免疫細胞などを破壊して増殖を続けていく。この炎症反応の状態が「ガン悪液質」と呼ばれている。

ガン悪液質は、血液CRPとアルブミン(タンパク質の一種)の数値によってA~Dの四段階のレベルに分けて判定できる。

C・Dレベルは簡単にいえばCRPの値で〇・五以上が続いている状態である。ただし、CRPは感染症があると増加することがあるので、それを考慮した判定が必要である(感染症のない状態とは白血球数と好中球数が正常な状態）。

C・Dレベルになるとガンの治療効果が非常に悪くなってしまう。たとえば、ステージ4の大腸ガン患者の場合、A・Bレベルの人々の平均生存期間が三十六カ月なのに対して、C・Dレベルでは、わずか八カ月となってしまう。他の固形ガンにも共通の傾向があると考えられている。

悪液質の改善、いわばガン周囲の炎症を鎮める〝消火活動〟はどうすればよいのだろうか？

それは、青魚に多く含まれるEPAを摂取すると改善が期待できる。

では、EPAを一日二g摂取する方法は？　というと、**青魚のうちEPAの含有量が最も多いのはイワシなので、これを一日一八七g（二〇〇gとすると覚えやすい）を食べること**（缶詰で可）だ。最初は必ず計量して目安を確認すること。

ちなみに、幸か不幸か検査データでコレステロール値が高くて高脂血症と診断されている場合には、健保でEPA製剤のエ

■ガン悪液質のレベル

	CRP	アルブミン	ステージ4の平均生存期間
A群	正常	正常	36カ月
B群	正常	低下	
C群	上昇	正常	8カ月
D群	上昇	低下	

パデール剤九〇〇mgを一日二包を処方してもらうことが可能である。これを朝夕食の直後に服用すれば、脳梗塞（第2章12参照）や心筋梗塞を予防するための血液サラサラ効果と併せて一石二鳥といえるかもしれない。

11 科学界もその効果を認めた、中国発「歩く気功法」

ホームズ診療所へと向かう途中、近くの小川沿いの遊歩道をホームズ先生が歩いてくるのが見えた。ゆっくりと手を左右に振りつつ、雲の上でも行くかのようにフワリフワリと歩いてくる。耳を澄ますと、「シシフー、シシフー」という息づかいが……。

きょうの歩き方はいつもの散歩とは違う。何の真似だろう?

ホームズ先生、僕に気づいて立ち止まる。

「ワトソン君か。今、『歩く気功法』の練習をしてるんだ」

「へぇー、歩きながらできる気功法があるんだね!」

「歩く気功は、特にガンに効果があるというので、中国では多くの闘病者たちが実行しているんだ」

　ホームズ先生は実際に上海までその調査に行った結果、現在の医学水準で治らない進行ガンの人たちが、歩く気功法を実行して長生きしている事実を確認したという。

　そこで僕は、以前テレビで観たシーンを思い出した――。

「気功師が手をかざして、ハンドパワーで病気を治すというのを見たことがあるが……」

「あれは『外気功』と呼ばれる方法だが、自称『パワーが出せる』と言っても客観的に証明できないんだから、安易に信じてはいけない」

　ホームズ先生はいつも科学的な裏付けを求めている。

「私が以前知り合いになった外気功の先生は、『ワシの手からは銀色の「気」が出て、どんな病気でも治せる』と言っていた。ところがあるとき、この先生が風邪をひいてしまって、そのときに言うんだ。『最近の風邪薬は悪いねえ。ワシも風邪が治らないので、薬局で買った薬を飲んだら、手からドス黒い気が出るようになってしまった』（笑）――。この先生は愛嬌があるが、高額な治療費を取る『外気功師』が多いので要注意だ。それよりも、歩く気功のように自分で実行して、体内の『気』を増やし、『気』のめぐりを良くして自然治癒力を高めてゆく『内気功』と呼ばれる方法の方が安心で信頼性がある」

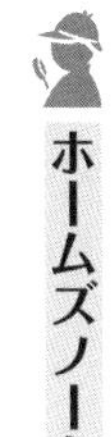

ホームズノート

熟練すれば免疫能も高くなる

もう二十年も前のこと、私はガンを癒す健康法を探し求めていた。その頃ある人から、中国にはガンを驚異的に治す「歩く気功法」があると聞いた。その真偽を確かめるべく、以後四回にわたり私は訪中することになった。

私が訪れた上海には、六千人のガン闘病者の会員を擁する「上海抗ガン倶楽部」という自助グループがあった。この団体は会員に対して、①ガンに負けずに生き抜くこと、②日々大いに笑うこと、③毎日歩く気功を実行すること――を勧めていた。

そして会員のほとんどが、それぞれ自宅近くの公園に集まり、歩く気功を実行していた。歩く気功とは、**リラックスして全身を柔らかくし、二回吸って一回吐く「シ・シ・フー」と聞こえる呼吸法を行ないながら、ゆっくりと歩いていく**ものである。

私は上海抗ガン倶楽部の会員のうち、七十七名の人々に個人面接調査を行なった。その結果、一割にあたる人が食道ガン・胃ガン・乳ガン・肝ガン・子宮ガン・悪性リンパ腫などの

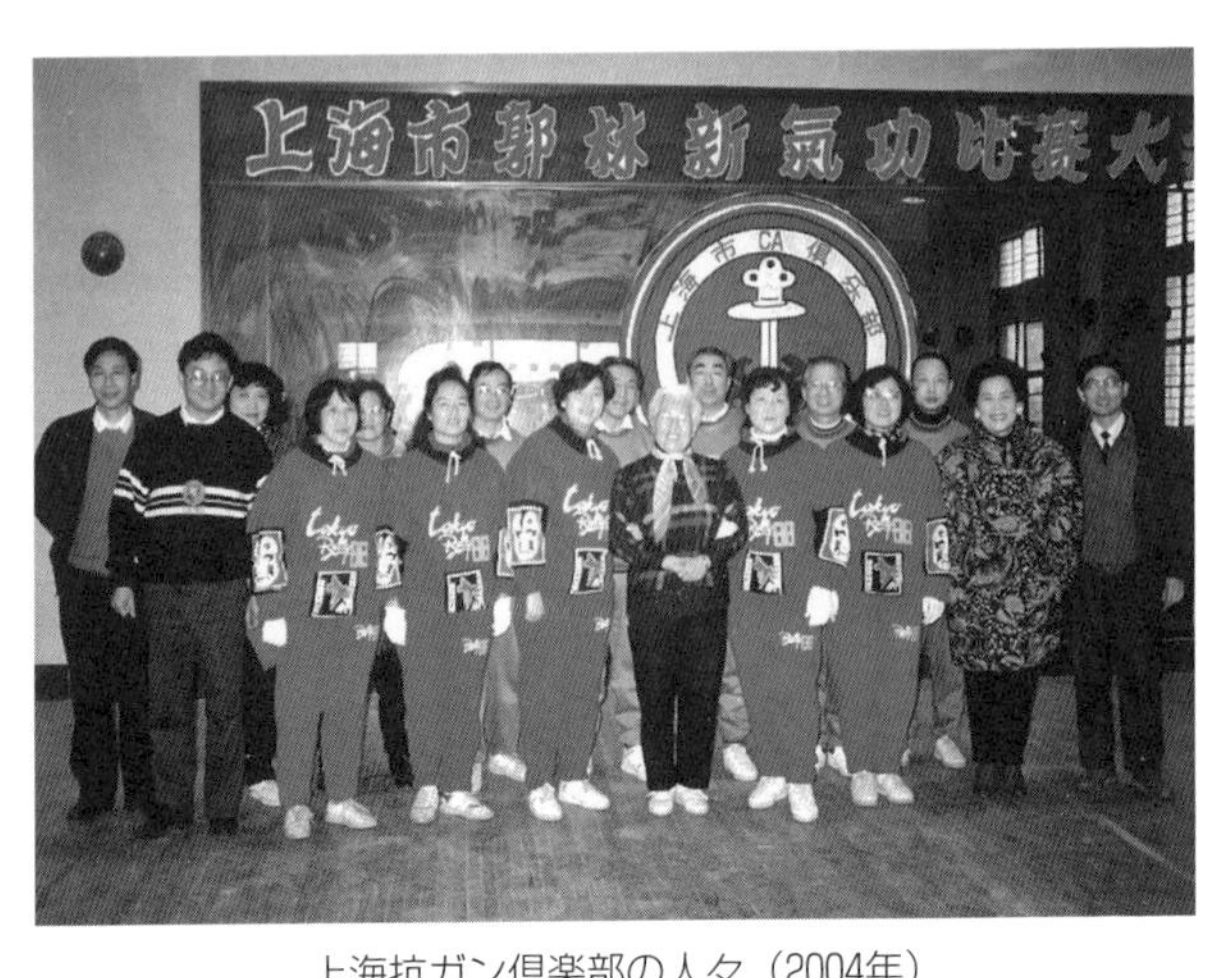

上海抗ガン倶楽部の人々（2004年）

進行ガンからの奇跡的生還者であることを知った。

歩く気功は、郭林先生という気功師が自らのガンを克服するために一九七〇年頃考案したもので「郭林新気功」と呼ばれている。

その後も同倶楽部は発展し、私が訪れた二〇〇四年には会員は八千人にも達していた。また、上海中医薬大学の七年間にわたる調査研究の結果、ガン患者の会員の**五年生存率は五一%**で、一般のガン患者よりはるかに高いことが発表されている。

それまで私は、ハンドパワーでガンをも治すと自称する何名もの「外気功師」に接触し、その能力の検証を試みてきた。そのいずれもが「その効果なし」との結論に達していたので、自分の鍛練によって自らの気を増やし、その流れを良くしていく「内気功」の方が信頼性は高いと思うに至った。

そして日本国内でその指導者を探し求めているうち、萬田靖武（故人）・紀子ご夫妻が長年その修練に取り組み、東京を中心にガン闘病者の指導にあたっていることを知った。幸い私は萬田ご夫妻の知遇を得て、京都と倉敷でも講習会を開いていていただけることとなった。

歩く気功（郭林新気功）のコンセプトは、自らの鍛練によって病気に打ち克つ力を高めていこうとする点で、私が提唱する生きがい療法と非常に近いものであった。そして日本においても歩く気功でガンを克服している人々が数多く存在することも知った。

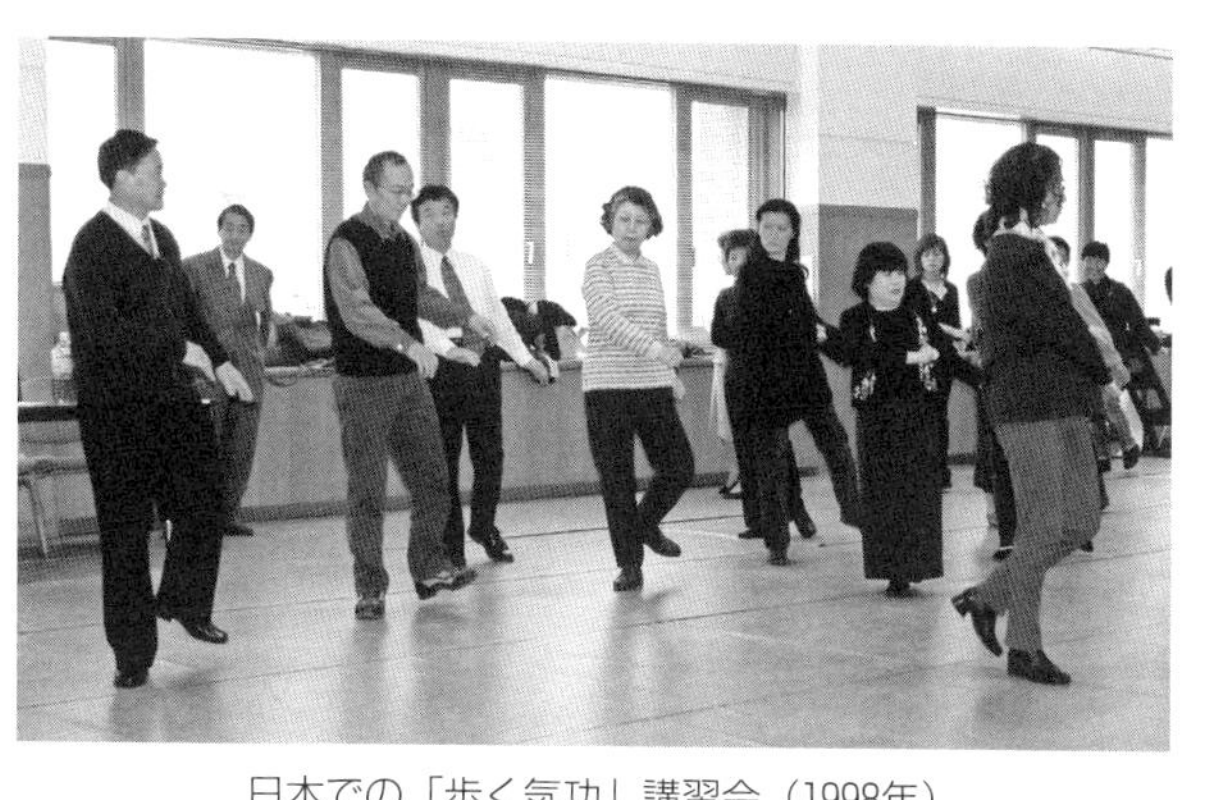

日本での「歩く気功」講習会（1998年）

たとえばAさん（男性）は五十三歳の時、原発性の直腸ガンの手術、その後に肝転移、肺転移の手術と合計三回の手術を受けたが、その頃から歩く気功を熱心に続け、以後二十五年間元気で気功に取り組み、現在は後進の指導にあたっている。

Bさん（男性）は四十一歳のとき進行性胃ガンで膵（すい）・脾（ひ）を含む広範な切除手術を受け、以後ダンピング症候群（胃切除の後遺症として起きる腹痛・下痢・めまいなど）に苦しんだが、四十五歳より歩く気功を開始し、胃腸の不調が消失、手術後二十八年後の現在も元気に気功を続け、仕事も多忙に活躍中である。

Cさん（女性）は三十九歳で子宮ガン（平滑筋肉腫）の手術、さらに二年後には乳ガン手術と、二回もガンになったが、その直後より歩く気功を始めた。二十六年後の現在も再発せず元気で気功を続け、後進の指導にも取り組んでいる。

また、標準治療だけでは再発率が高く難治とされる肉腫の人々三名も、手術のあと歩く気功を十五年以上実行して、現在も元気に社会生活を送っている。

さらに、標準治療では根治不能なその他の進行ガンでも、通常の治療と並行して歩く気功を実施し、予想外に元気で長生きしている人々が大勢いるのである。

東京工業大学の樋口雄三名誉教授の研究では、歩く気功の熟達者のＮＫ活性（ガンに対する抵抗力）は、その実行後に高まることが報告されている。

歩く気功は比較的単純な動作の繰り返しで、誰でも習得しやすい方法である。心も体もリラックスした状態で、二回吸って、一回吐く、独特の呼吸法でゆっくりと歩いていく。四十分歩いて二十分休憩する。これが、まず実行すべき「風呼吸自然行功」と呼ばれる方法である。

この基本を習得したうえで、「特快功」と呼ばれるガンに特に適した方法も実行する必要がある。さらに、いくつかのバリエーションがあり、一歩点、二歩点、三歩点、中快功、定歩功、昇降開合、脚根功、吐音功法などさまざまな技法を毎日実行すれば、飽きることもない。しかし、十分な効果を得るためには一日二～四時間の実行（うち三分の一は休憩時間にあたる）が必要とされており、それなりの努力を要するだろう。

■風呼吸自然行功

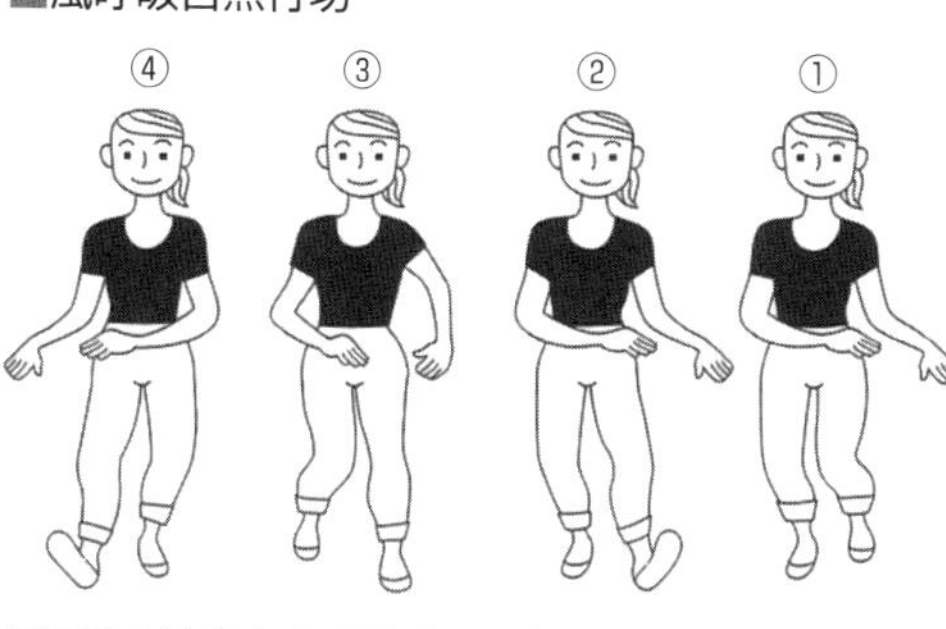

風呼吸とは鼻から２回吸って鼻から１回吐く呼吸法。手を左右に振りながら、風呼吸に合わせて歩く

医学的観点から見ると、歩く気功の効果は、**自分の力でガンを克服していこうとする前向きな精神、力を抜いて歩くリラックス効果、歩くことによる免疫能の増強、他のガン闘病者と一緒に実行する機会を通じて病気に負けない生き方を共有できる点**などが指摘できる。

なお、歩く気功は正しく習得することがたいへん重要なので、東京・京都・長野・倉敷・水戸の全国五カ所で開催されている講習会を受講されると良いだろう（お問合せは、郭林新気功協会☎〇三―三七二七―〇二一六）。

［文献］

①伊丹仁朗・萬田靖武『歩く郭林新気功で「ガン」に克つ』講談社、一九九五年
②萬田靖武『抗がん革命』現代書林、二〇〇二年
③三室勇「上海発：郭林新気功でガンに挑む」、「月刊現代」一九九三年五月号
④樋口雄三他「郭林新気功における内分泌及び免疫能の変化」、*J. Intl. Soc. Life Info. Sci.*, 1997 Sept. vol.15, No.2.
⑤D・アイゼンバーグ他著／林幹雄訳『気との遭遇――ハーバードの医学者が中国で「気の謎」に挑んだ！』JICC出版局、一九九一年

12 心理療法でガン治療効果を高める世界四大研究

「ワトソン君。心の働きがガン治療効果を左右すると思うかね?」

「ガン治療は手術・放射線・薬などの身体面の治療が中心だから、心の働きはほとんど影響ないと思うがねえ」

「それが大ありなのさ。精神腫瘍学という心の働きとガン治療効果の関係を研究する学問があってね、心理療法がガン治療効果に大きな影響をもたらすとする、世界四大研究があるんだよ」

ホームズ先生は、世界の最新医学についてもよく勉強している。

「へえ、それは初耳だ」

「たとえばね、米国スタンフォード大学の研究で、末期の乳ガンの人々を通常の治療だけのグループと心理療法を併用するグループにわけて、経過観察した結果、心理療法併用グループの人々は生存率（中央値）が一・九三倍も良くなることがわかったんだ」

「ええっ！　心理療法で治療効果が二倍近く良くなったんだ！　驚くべきことだね」

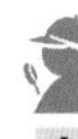
ホームズノート

心理療法で生存率向上・再発予防に大きな効果

「精神腫瘍学」とは、心の働きがガンの発生、経過、そして治療効果に及ぼす影響を研究する新しい学問である。その理論に基づきガン治療に心理療法を追加することによって、治療効果が高まる。数ある研究の中で、有意差を認めた世界の四大研究を紹介しよう。

一九八九年に発表された米国スタンフォード大学のデビッド・スピーゲル博士らの研究、一九九三年発表の米国ＵＣＬＡのナンシー・フォージー博士らの研究、一九九九年発表のドイツのトーマス・クックラー博士らの研究によると、**心理療法の追加により、生存期間の大幅な延長や再発予防効果が認められた**（図１）。二〇〇八年のオハイオ州立大学バーバラ・

■図１　精神腫瘍学（サイコオンコロジー）世界４大研究
――心理療法はガン生存率を高める

▶進行性乳ガンの生存期間２倍に［スタンフォード大学］

著者：Spiegel他　発表年：1989年

研究方法		RCT
指標		生存期間 POMS
対象	ガンの種類	乳ガン
	病期	転移（終末期）
	対象者数	介入群：50 対象群：36
介入方法	技法	実存的精神療法
	期間／回数	１年以上（週１回90分）
	人数	７～10人
介入結果	生存中央値	介入群：36.6カ月 対照群：18.9カ月
	有意差	有

（文献①②をもとに作成）

▶メラノーマの生存率1.3倍に［UCLA］

著者：Fawzy他　発表年：1993年

研究方法		RCT
指標		生存期間 POMS NK活性
対象	ガンの種類	悪性黒色腫
	病期	早期
	対象者数	介入群：34 対象群：34
介入方法	技法	心理療法 コーピングスキル リラクゼーション
	期間／回数	６週間（週１回90分）
	人数	７～10人
介入結果	死亡数	５～６年後 介入群：3/34 対照群：10/34
	有意差	有

（文献③④をもとに作成）

▶消化器ガンの生存率1.5倍に［ドイツ共同研究］

著者：Kuchler他　発表年：1999年

研究方法		RCT
指標		生存期間 QOL （EORTC）
対象	ガンの種類	消化器ガン
	病期	手術後
	対象者数	介入群：136 対象群：135
介入方法	技法	支持的サポート 認知行動療法
	期間／回数	記載無
	人数	１人
介入結果	生存数	２年後 介入群：69/136 対照群：45/135
	有意差	有

（文献⑤をもとに作成）

▶乳ガンの再発率・死亡率減少［オハイオ州立大学］

著者：Andersen他　発表年：2008年

研究方法		RCT
指標		再発リスク 死亡リスク
対象	ガンの種類	乳ガン
	病期	ステージⅡ・Ⅲ
	対象者数	介入群：114 対象群：113
介入方法	技法	心理教育 コーピングスキル リラクゼーション
	期間／回数	１年間（32回）
	人数	８～12人
介入結果	結果	11年後 再発リスク45％減（ハザード比） 死亡リスク56％減（ハザード比）
	有意差	有

（文献⑥⑦をもとに作成）

■図2　オハイオ州立大学の研究

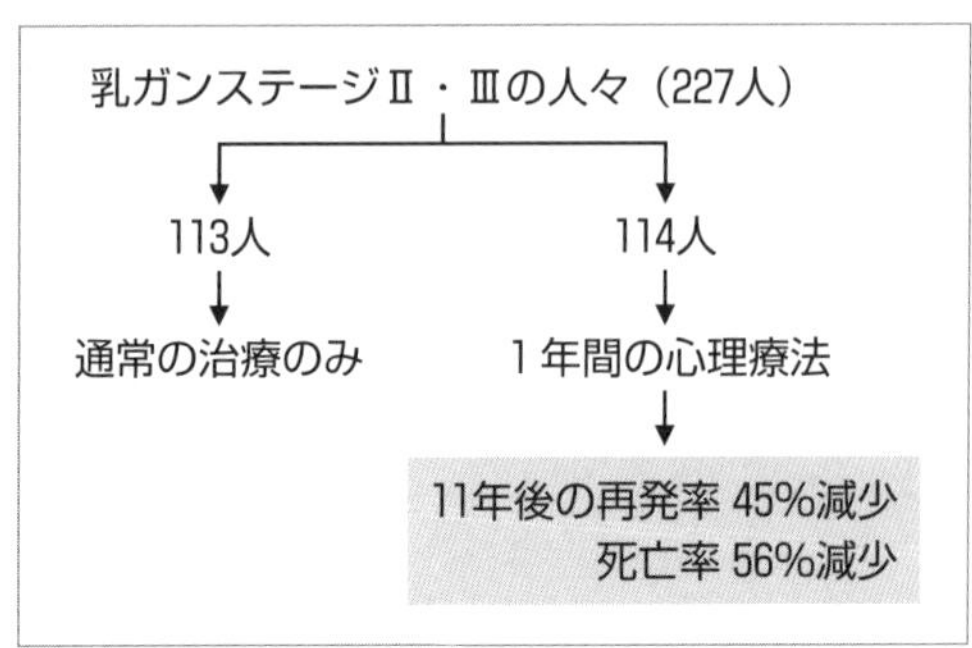

（文献⑥⑦をもとに作成）

アンダーソン博士らの最新の研究では、乳ガン手術後のステージⅡ・Ⅲの女性二二七人を通常の治療群と心理的治療追加群に分け、十年以上追跡調査を行なった。心理的治療はストレス対処法、リラックス訓練、食事・運動など健康的生活法を修得するものである。その結果、心理的治療追加群の**十一年後の再発率は四五％減少、死亡率は五六％も減少**した（図2）。

わが国のガン医療では、このような生存率アップを目指した積極的心理療法はまったく行なわれていない。

次の節では、筆者（伊丹）が考案した、自分でできる心理療法について詳しく紹介する。

［文献］
① Spiegel D, et al., "Group Support for Patients with Metastatic Cancer", *Arch Gen Psychiatry*, 1981 May, 38 (5).

②Spiegel D／伊丹仁朗訳『がん――限界のその先を生きる』サンマーク出版、一九九七年

③Fawzy F, et al., "A Structured Psychoeducational Intervention for Cancer Patients", *General Hospital Psychiatry*, 1994 May, 16 (3).

④Fawzy F, et al., "A Structured Psychiatric Intervention for Cancer Patients. 2. Changes over time in immunological measures", *Arch Gen Psychiatry*, 1990 Aug, 47 (8).

⑤Kuchler T, et al., "Impact of Psychotherapeutic Support for Patients with Gastrointestinal Cancer Undergoing Surgery: 10-Year Survival Results of a Randomized Trial", *J Clin Oncol*, 2007 Jul, 25 (19).

⑥Andersen B, et al., "Psychologic Intervention Improves Survival for Breast Cancer Patients", *Cancer*, 2008 Dec.15, 113 (12).

⑦Andersen B, et al., "Biobehavioral, Immune, and Health Benefits following Recurrence for Psychological Intervention Participants", *Clin Cancer Res*, 2010 Jun, 16 (12).

13 自分でできる心理療法で治療効果大幅アップ「生きがい療法」

二〇一七年に、七人のガン闘病者のモンブラン登頂三十周年を記念する集会が開催され、七人のうち四人はこの後も健康で、うち三名が会場にて近況報告をされた。ホームズ先生は言う――。

「モンブラン登山の頃は大変だった。ガン患者が山登りをするなんて無謀だ、とずいぶん言われたものだ」

「この登山は生き甲斐、生きる目標を持つことでガンを克服しようという心理療法『生きがい療法』の実践として実行されたんだね」

「心理療法でガン治療効果を高めることを目指す『精神腫瘍学』の研究でも、ガン患者の生存期間が延びることは、もう実証済みの医学的真実と言ってよいだろうね」

その後も「生きがい療法」は、新しい手法を取り入れ、磨きをかけてきた。

「生きがいをもって生活し、免疫力を高めて治療効果を上げるトレーニングは、自分でも行なうことができる。それではワトソン君、個人だけではできないことは何だと思う？」

どういう意味だろうか？……と考えていると、

「それは、医学的な体の治療だ」

「確かに、病院での治療や薬の処方などは、個人では無理だね」

「もし、それが不十分だったり、手抜きされたりしたら？……いくら心理的な面でフォローしても、限界がある。身体面でも『手を尽くした治療』を実施する必要があるんだ」

モンブランから三十年、日本のガン医療を取り巻く環境は、大きく変わった。新たな頂に挑戦しようとしているホームズ先生の後ろ姿を見ながら、僕は診療所をあとにした。

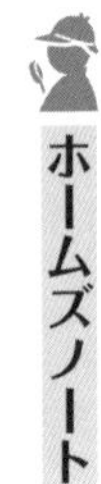

自分でできる「生きがい療法」の実践法

筆者（伊丹）は、精神腫瘍学の考え方をもとにガンの治療効果を高めることを目指して、三十数年前から「生きがい療法」の開発に取り組んできた。この方法は、誰でもセルフで習得、実行できるものなので、その概要と実践法を紹介する。

図1に記す四種類の方法の実行が中心である。「笑わせ療法」とは、最近の身の回りの出来事をもとに面白い小話をまとめたり、川柳を作ったりして、それを家族や周囲の人に話して笑わせるものである。遠くの友人にはメールで送って一緒に笑うのも良いだろう（一一一ページの症例ならぬ〝笑例〟①、文献①）。

川柳を上達させるには、まずたくさんの川柳を読むこと。

■図1　生きがい療法

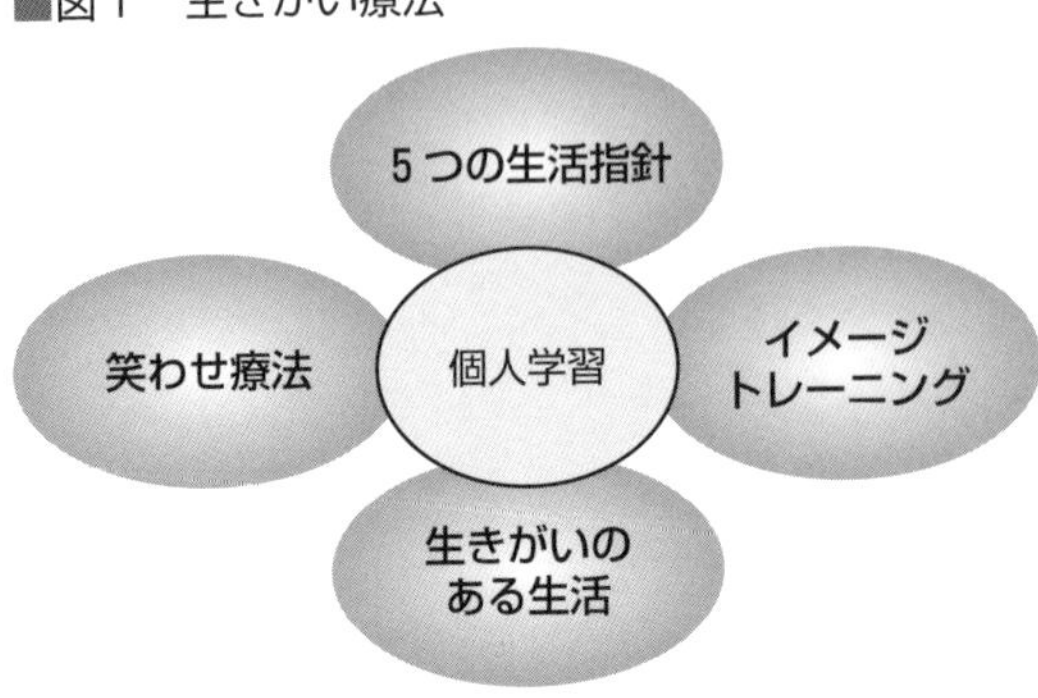

そして最初は「お題川柳」から始めると良い（一一二ページ笑例②）。

なお、親爺ギャグやシンプルな川柳では飽き足らないとおっしゃる、より高度な言葉遊びを志向される御仁には、もう少し手の込んだ狂歌作りをお勧めしたい。五・七・五・七・七の計三十一文字があれば、四季折々の花鳥風月や森羅万象を、私たちが日常的に遭遇する出来事に絡めて愉（たの）しく面白く表現することが可能になる。それを創作する時間はストレスも忘れて没頭することができる（一一三ページ笑例③）。

では、笑わせ療法で笑わせたり、笑ったりすることでガン治療にどのような効果があるのだろうか？

私たちは、一九九一年に世界最初のある実験を行なった。十九名のボランティアの方々（ガン闘病中の三名を含む）に大阪の「なんばグランド花月」で吉本新喜劇を観てもらい、三時間にわたり大いに笑ってもらった。そして、その直前・直後の血液検査で免疫力を測定した。

その結果は、**ＮＫ活性が笑う前に正常範囲の下限以下だった人は、全員が正常範囲へ上昇し、正常範囲だった人もほぼ全員上昇していた**（図２左）。また、笑う前に正常範囲の上限以上だった人は、笑った後も上限以上を維持していた。

■図2　笑いによるNK活性（左）とCD4/8比（右）の変化

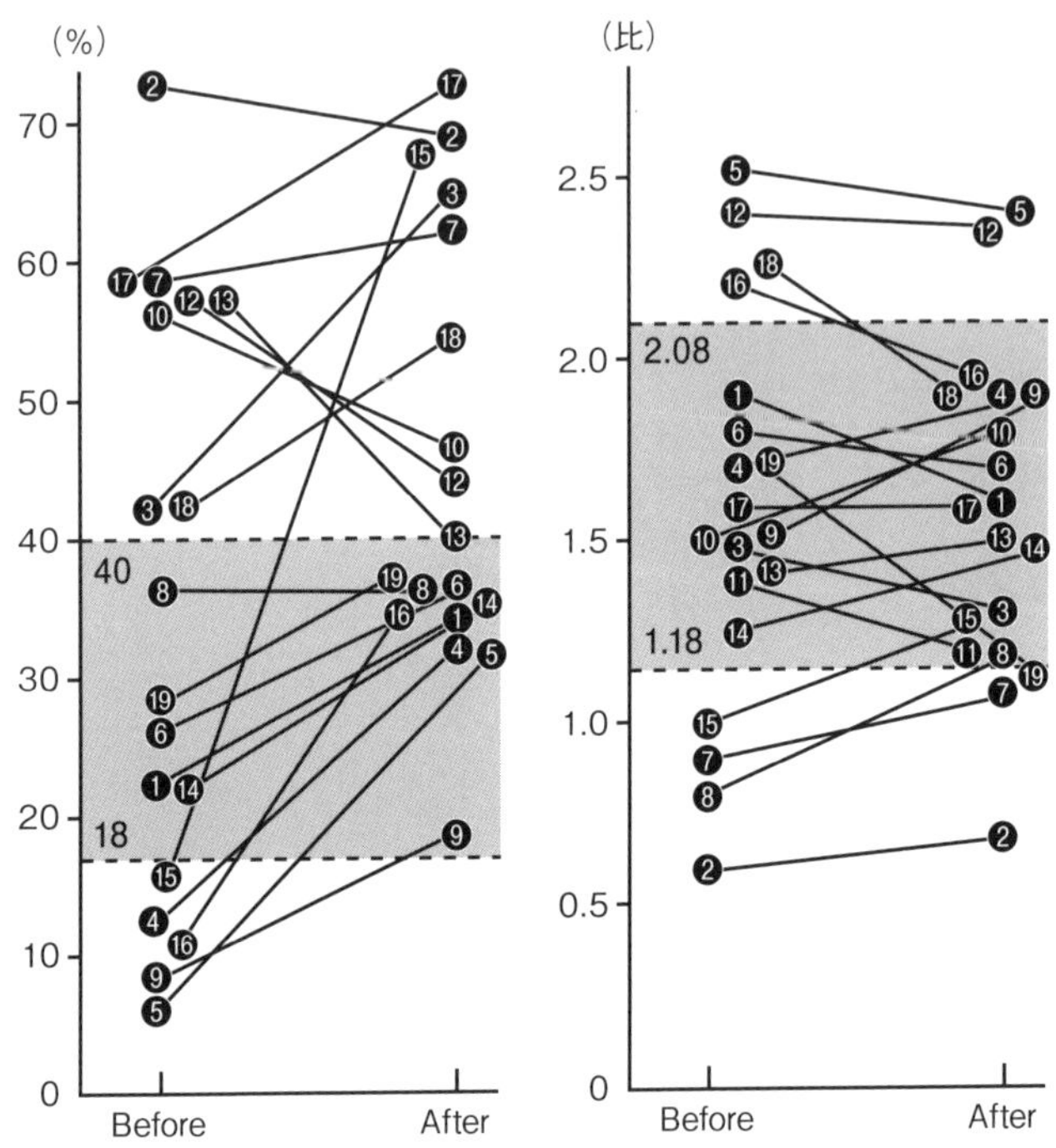

＊正常範囲18〜40%はSRL社の基準値による

一方、CD4／8比（免疫力の促進系／抑制系の比率）は、低すぎるとガンに対する抵抗力が弱く、高すぎると自己免疫疾患（リウマチ、膠原病（こうげんびょう）など）になりやすいとされる指標だ。

笑う前に低すぎた人は笑った後は全員上昇し、高すぎた人は全員下降しており、免疫力の調節機能は全員改善に向かっていた（図2

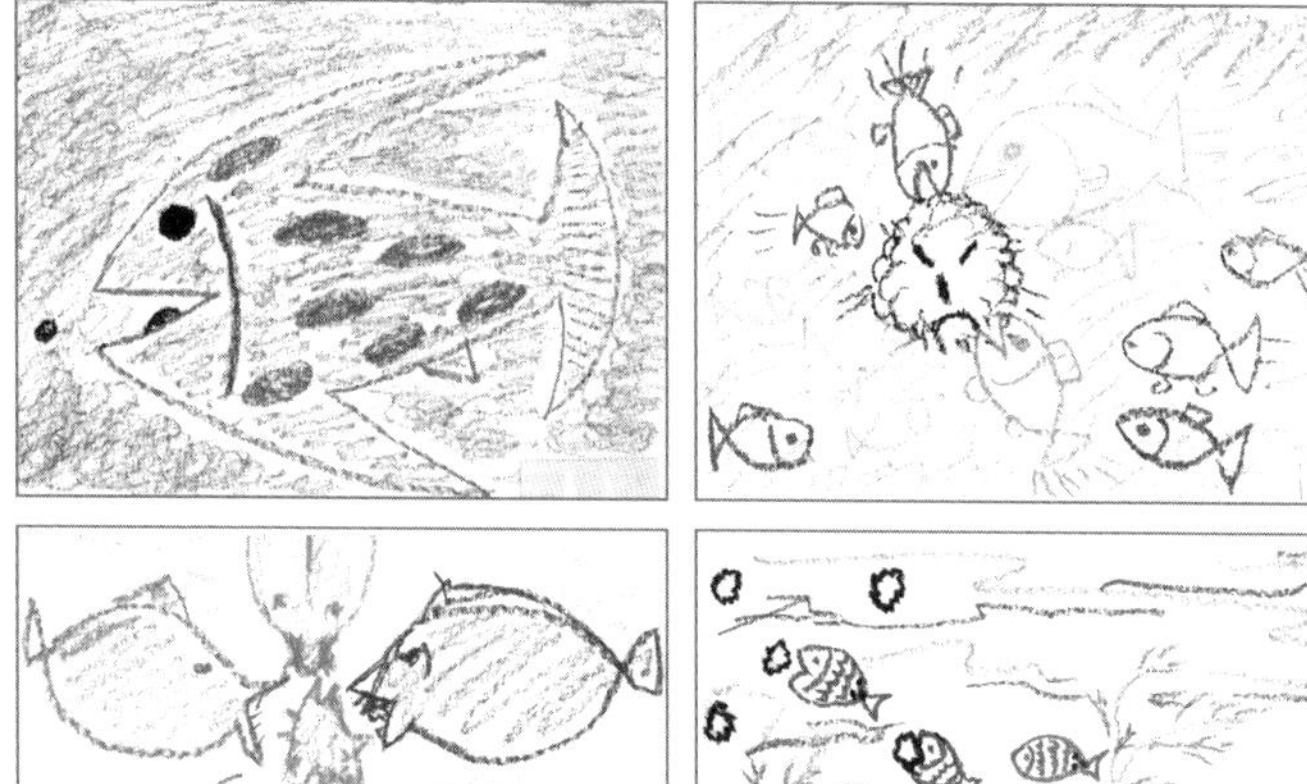

イメージトレーニングで描かれた、熱帯魚がガン細胞を食べるイラストの例
（実際は色鉛筆で描かれている）

右）。

つまり、**笑うことによってＮＫ活性が増強しＣＤ４／８比も改善して、ガンに対する抵抗力に良好な効果をもたらし、また、自己免疫疾患の予防にも望ましい結果となった**のである。しかも、一人の例外もなく同じ結果となったのは、驚くべきことではないだろうか。

次の「イメージトレーニング」。これは、**約十五分間、閉眼・リラックスして目の前にイメージを鮮明に思い浮かべる**方法である。色とりどりの無数の熱帯魚が体内を泳ぎ回って、ガン細胞を餌のように食いつぶしていく様子を思い浮かべる。ＮＫ細胞などの免疫細胞を熱帯魚としてイメージするのである。少なくとも一日二回、朝の起床時と寝る前に実行するとよい。そして、週一回思い浮かべたイメージを色鉛筆で画用紙に描けば、イメージをさらに鮮明にする効果がある（前ページのイラスト）。

私たちは、やはり世界で初めて、イメージトレーニングが免疫能にもたらす効果についての実験を、ルイ・パストゥール医学研究センターとの共同研究として一九九四年に行なった。十名のボランティア（うちガン闘病者二人）に協力していただき、まず誰もが容易にイメージトレーニングが実行できるように、十五分間の「熱帯魚のイメージ」の音声ガイド入りCDを作成し、実験の一週間前から各自一日二回、これを聞きながらイメージトレーニングをしてもらった。

実際の実験でも、このCDを聞きながら十五分間イメージを浮かべてもらう。そして十五分の休憩後、再び十五分間イメージトレーニングをしてもらった。そして、開始前、終了直後の血液検査でNK活性の検査を行なった。

その結果は図3のように、**イメージの前のNK活性が正常範囲の下限以下だった六名はイメージ後に全員が上昇し、うち五名は正常範囲内に達していた**。イメージ前のNK活性が上限付近ないしそれ以上だった四名は、横ばい一名を除き三名が上昇していた（文献②）。

合計たった三十分間のイメージの継続だけで十名中九名のＮＫ活性が強くなったことは、**イメージするという心の働きが体内の免疫細胞を強くする**ことを示しており、驚くべき事実といわなければならない。

三つめの「生きがいのある生活」は、自分なりの生きがいを日々実行すればよい。趣味、創作、ブログやＳＮＳ、アウトドア活動、ボランティア……なんでもいいのである。グループで共同体験するのもよい。

■図3　イメージトレーニング前後のNK活性（再掲）

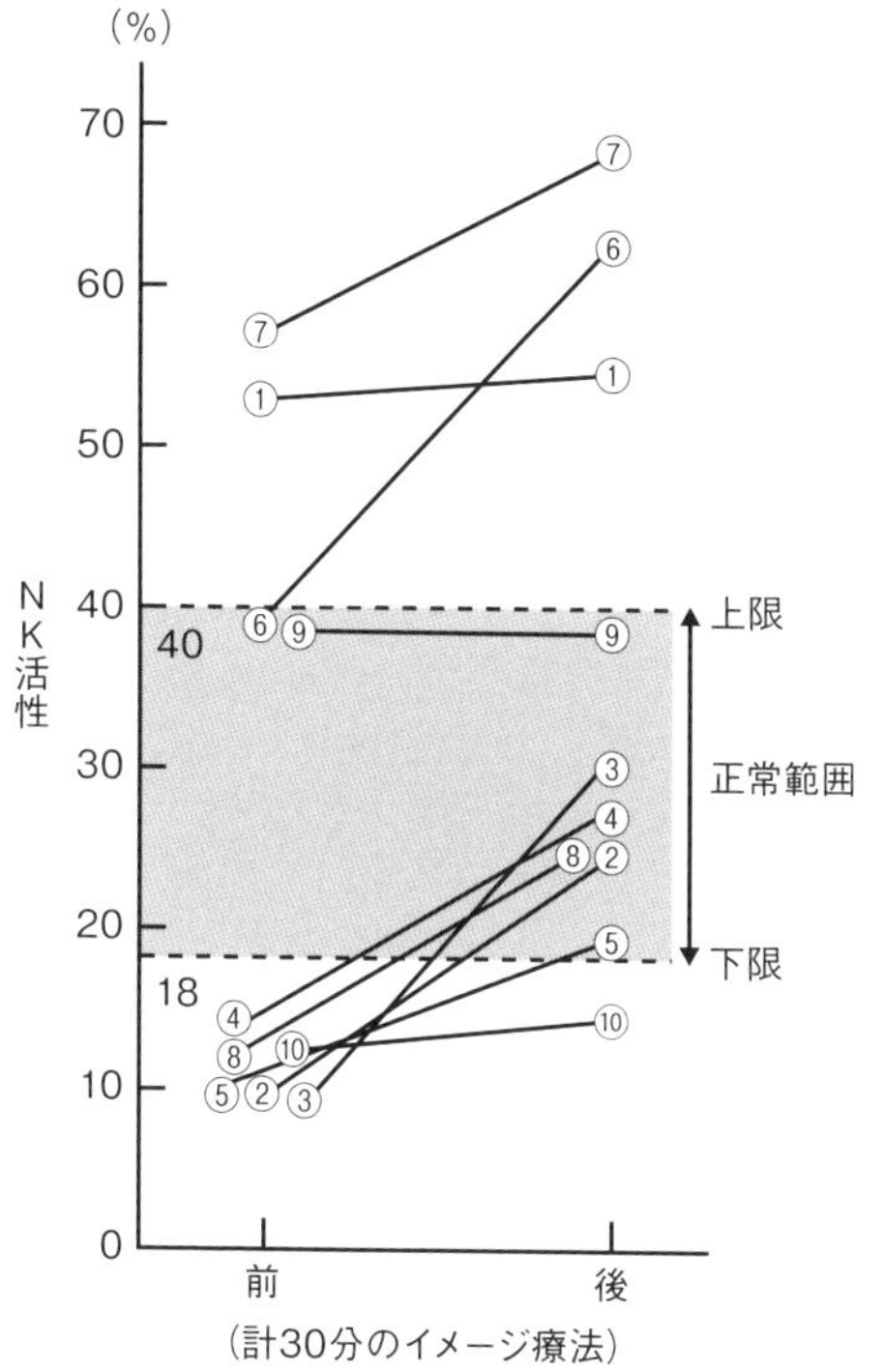

＊正常範囲18〜40％はSRL社の基準値による
（文献②をもとに作成）

愛知県がんセンターの調査によると、三五〇〇人を七年間追跡調査した結果、**生きがいを持って生**

■図4　5つの生活指針

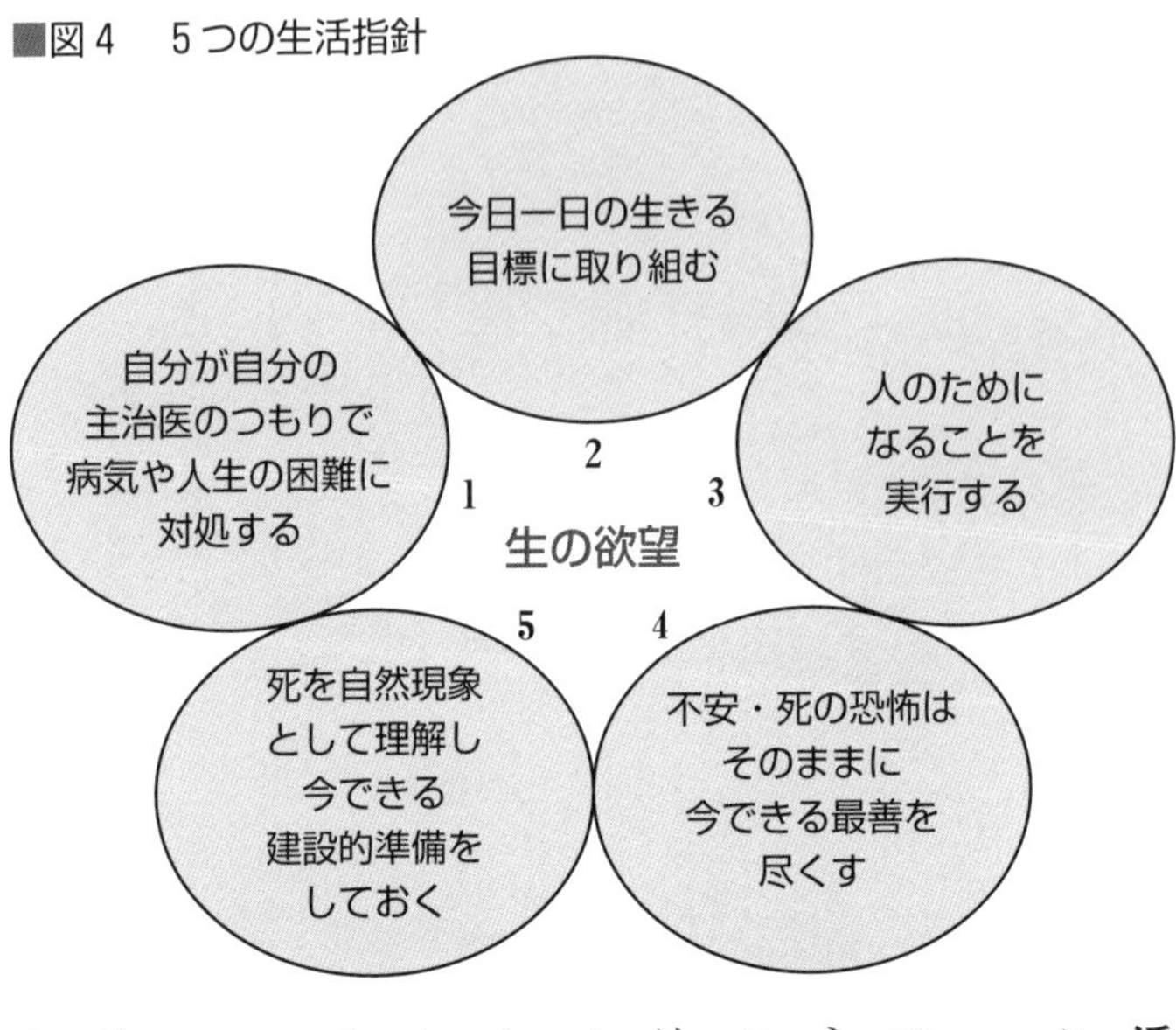

活している人の発ガンリスクは三四％減ることが示された（文献③）。

最後の「五つの生活指針」は図4の通りで、不安や困難に上手に対処し、生きるエネルギーを増強するのに役立つものである。これらはすべて、日本で開発された森田療法（精神療法）の原理を応用したものである。要約すれば、「闘病中も、これまでどおり生きがいを持って普通に生活し、できる範囲で周囲の人々や社会の役に立つ毎日を生きよう」ということだ。

生きがい療法は心と脳の働き、生きがいの力でキラー細胞や自然治癒力を強くし、治療効果を高めることを目指している。しかし、これだけではベストの結果を得るためには不十分である。さらにもう一つ重要なのは、身体面で「手を尽くした医療」を受けることである。したがって、**自分が自分の主治医のつもりで最善の治療を選び、またガン難民にならないため、闘病者への手抜き治療、人命軽視を許さないという社会的行動に取り組む**ことも生きがい療法の一環なのである（第1章14・15参照）。

【笑例①】面白小話

▼「釣りの話」（クリニック受付にて）

男性「今度、ハワイへ行ってくるんですよ」
受付「へえ～、ハワイで何をなさるんですか？」
男性「大好きな釣りをするんです。でも、片道十時間もかかるんで、行くだけでも大変ですよ」
受付「まあ、そんなに遠くまで行かなくても、釣りはここでもできますよ」
男性「この近くのT川でしょう？　でも、あそこには大きな魚がいないからねえ～」
受付「いいえ、大きな釣りはここでもできます。一万円札を出されても小銭までちゃんと揃えてありますから。『釣り』はここでもできますよ」

男性「参った〜（笑）」

▼「便秘が治る不思議な公園」

（バスのクラクションの真似）

プワァーン

（女性バスガイドの真似）

「本日は〜、当観光バスにご乗車くださいまして、誠にありがとうございま〜す。前方に見えますのは〜、金沢の兼六園、水戸の偕楽園と並び称されますぅ〜、日本三大名園のひとつでございまぁ〜す。この公園に入りますとぉ〜、なぜか便秘が治ってしまう、不思議な公園でもございま〜す。コーラック、エ〜ン、コ〜ラック、エ〜ン！　後楽園でございま〜す」

【笑例②】お題川柳

▼お題「太陽」

●太陽の　黒点あばたか　えくぼかな？

●お日様に　お世話になった　地図布団

●太陽に　UVケアし　拝んでる

●タイヨウは　ホエールズといい　年がばれ

▼お題「芋」

●焼き芋の　売り声うれしい　冬が来た

●里芋の　皮をむくのは　一苦労

●ガン治療　芋も笑いも　必要だ

●焼き芋の　声も騒音　公害だ

●芋食えば　尻が鳴るなり　法隆寺

●芋女　掘って惚れられ　ホール・イン

▼お題「星」

●流れ星　願い多すぎ　間に合わず

●驚いた　満天の星　皆太陽

●日本一　キラキラネームの　美星町

●星の数　競い合ってる　レストラン

●星由里子　知るか知らぬで　年わかり

●きみはほし　あなあらまほし　きみがほし

【笑例③】狂歌

名古屋に出張したある日、朝に新倉敷駅で、昼に新幹線乗車中の京都付近で、そして帰路に名古屋の金山で筆者（山田に憑依した伊丹）が詠んだ三首の狂歌を紹介する。

（朝の新倉敷）古き良き　暮らし来るや　最寄りなる　駅で飲み干す　新クラシックイ
（昼の京都）今日過ぎて　終わりに向かう　世にあれど　京見つめつつ　尾張を目指す
（夕の金山）中部より　伊丹に至る　便なくも　コーチン喰い過ぎ　便意ありけり

［文献］

①伊丹仁朗他「笑いと免疫能」、「心身医学」三十四巻七号、日本心身医学会、一九九四年
②宇野賀津子他「イメージ療法の免疫機能への影響」、「研究助成報告集」七、（公財）メンタルヘルス岡本記念財団、一九九四年
③ Kenji Wakai, et al., "Psychological attitudes and risk of breast cancer in Japan : a prospective study", *Cancer Causes & Control*, Springer Science + Business Media B.V., 2007.
④伊丹仁朗他『ガン治癒力を高める心理療法』星和書店、二〇二〇年

14 人命軽視・人権侵害のガン標準治療の現実

「ホームズ先生、最近『ガン難民』という言葉をよく聞くが、いつ頃から、これが一般的なものになってきたのかな?」

「『AERA』という雑誌の二〇〇五年十一月号に、「ガン難民」特集記事が載ってから、もう十数年になるね」

「医学がずいぶん進歩し、政府もがん対策基本法で力を入れているのに、なぜガン難民が激増してるのかなあ?」

「それは、ガン標準治療そのものの『構造的欠陥』に原因があるんだよ。ガン治療には物理学的側面(手術・放射線・抗ガン剤)、免疫学的側面、先進的側面、心理学的側面、人道的側面という五側面が必要だが、標準治療では物理的診療だけしかなく、その他の側面はまったく無視されているんだよ」

「人道的側面も重要だよね」

「そうだ。『根治できない患者の治療に手を尽くして延命しても意味がない』という人命軽視の発想がすべての根底にあると思うんだ」

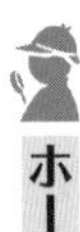

ホームズノート

がん診療連携拠点病院がガン難民を増やす

現在の社会でガン闘病中の人々が置かれている状況を示す一つの事件を紹介しよう。

少し前のこと、筆者（伊丹）はガン闘病者と家族・ボランティア計二十六名で北極圏を訪れる旅を実行した。カナダ北部のイエローナイフを訪れて極寒体験とオーロラ観賞をする旅で、「病気に負けず生きがい実現」が目的であった。ところが、利用した海外のある航空会社は、参加者の中にガン闘病中の人々のいることを知り、とんでもない通告をしてきた。

「飛行中病状が悪化しても、救急処置や蘇生術は辞退する」との文書に署名しなければ、搭乗を拒否するというものである。その見本として少し前に日本人の患者に署名させた文書のコピーまで送ってきた。

航空会社の対応はガン闘病者に対する「人命軽視」の通告にほかならないものであった。私たちの激しい抗議により、結果的には文書に署名しないまま、搭乗を黙認されることになった。私たちはその後も航空会社に対し、この人命軽視の通告撤回を求めているが、同社は回答拒否という冷たい対応を続けている。この事件は**「進行ガンの人は先が長くないのだから、手を尽くして助けても意味がない」という人命軽視の発想**に基づいていると思われる。

こうした発想は社会に広く存在しているばかりか、ガン治療にあたっている医師の間にも広がっていることを、私たちは日ごろから強く感じている。

ガンの闘病においては、医師の治療姿勢が重要な部分を占めると考えられる。「何とかして、この人のガンを治せないか。根治できないとしても、できる限り快適に長生きできるように、あらゆる可能性を追求して力を尽くす」という姿勢である。ところが、現在の日本では、進行ガンの人々に対して、医師のこうした姿勢はきわめて希薄になっているのである。その結果、進行ガンで根治不能として匙(さじ)を投げられ、路頭に迷う、いわゆる「ガン難民」と呼ばれる人々が激増しているのである。

私のところには、がん診療連携拠点病院での治療中、セカンド・オピニオンを求めて来られる方も多いが、その大半は、「手を尽くした治療」を受けられず、ガン難民となっているケースである。その典型的な事例のいくつかを紹介したい。

【第一例】国立医療センターの恐るべき手抜き治療
――乳ガン、手術後に肝・骨転移（六十四歳・女性）

この方は五十八歳のときに地元の国立医療センターで左乳ガンの温存手術（補助放射線・抗ガン剤治療も）を受け、以後ホルモン療法剤（アリミデクス）を五年間続けた。治療終了した半年後、腰・下肢痛が始まり、腫瘍マーカーも上昇。急いで精密検査を受けた結果、多発性肝転移、骨転移が発見された。そして担当医から「乳ガン肝転移はきわめて予後不良で平均余命はあと八カ月です」と冷たく告げられた。しかし、治療は週一回の化学療法剤（パクリタキセル）投与だけしかない、と言われた。

このとき、「あと八カ月」という状態になるまで再発が発見できなかった原因が、実はこの病院での手抜き治療にあることが明らかとなった。つまり、腹部の画像診断（CTやエコー）を手術前に一度しただけで、以後は五年間まったくしていなかったのである。胸部X線写真と骨シンチグラフィ検査を年一回するだけであった。乳ガンは骨・肺・肝転移が多いので、当然腹部の画像診断を定期的にしていれば、転移が小さい間に発見でき、ラジオ波などの局所治療や手術などによる早期治療によって、ここまでの悪化は防げたのである。担当医はこの過失に関してひと言の謝罪もなかったという。

さらに、その後の治療は骨転移の特効薬ゾレドロン酸（第2章6参照）の投与、何種類もある他のホルモン療法剤の変更、ガン性疼痛への経口モルヒネ使用など、標準治療の範囲でもすべきことがいくつもあるにもかかわらず、その提案はまったくなかったのである。

ましてや、本書で紹介している食事の指導やメンタル面でのケアなども一切なされぬまま、担当医は不安にあえぐ患者を平然と見放しているのだ。

がん診療連携拠点病院にも指定されているこの国立医療センターでは、このような恐るべき手抜き治療がまかり通っている現状なのである。

【第二例】有名私立大学病院の人命軽視治療――前立腺ガン、骨転移（七十八歳・男性）

六十九歳のとき、有名私立大で前立腺ガンと診断、放射線治療後、ホルモン療法を継続していた。一年半前に多発性骨転移が発見されたが、「治療法なし」と言われ、骨転移特効薬の投与もなく放置された。その一年後に歩行にふらつきを伴うようになったが、脳のＭＲＩ検査だけで「脳梗塞ではないので大丈夫」と言われる。ところがその二週間後に、突然下半身麻痺を発症。胸椎転移ガンが脊髄を圧迫した結果である。一年前の骨転移発見の時点から骨転移特効薬（ゾレドロン酸）の投与を続け、さらに二週間前の下肢がふらつき始めた時点で胸椎転移部に放射線療法を行なえば、この麻痺は防げたはずである。

前立腺ガンは非常に骨転移しやすい傾向があるので、その検査と治療はきわめて重要であるにもかかわらず、一年以上にわたって放置され、下半身麻痺で寝たきりという悲惨な状態のまま、四カ月後に死亡されたのである。全国的に名の知れたブランド私立大学で、このような人命軽視のガン医療が行なわれているというのは、信じがたいことである。

【第三例】手を尽くさない都立病院のガン治療
——直腸ガン、手術後に肝・肺転移（三十七歳・男性）

直腸ガンの手術を受けて、その五カ月後に多発性肝・肺転移が発見される。その後都立病院でＦＯＬＦＯＸ、ＦＯＬＦＩＬＩ＋アバスチンなどの抗ガン剤治療を一年間続けた後、「抗ガン剤は効いていない。これ以上治療法はないのでホスピスへ行くように」と言われた。

最初の手術からたった一年八カ月で、早々に匙を投げられてしまったのである。

この方が受けた治療を振り返ってみると、標準治療の範囲でもいくつもの手抜きが指摘される。温熱療法を併用すれば化学療法の効果が大幅に良くなる（第2章1）し、健保適用であるにもかかわらず、実施されていない。また、家族歴で父親が糖尿病であり、本人もメタボ状態なのに、糖尿病に気づかず放置していたのである。糖尿病の治療をしないとガン死亡率が高くなるので、ガン治療に際してはその検査と血糖値対策は不可欠である（第2章9）。

さらに、副作用が軽微で手近にある医薬品のシメチジン（第2章2）やCOX2阻害剤（第2章3）を併用すると、さらに治療効果が良くなることが国際的研究で明らかとなっているが、それもまったく無視されている。

こうした数々の手抜き治療の結果、短期間にガンが悪化してしまったのである。

そして、標準治療が限界になったとしても、「ホスピスへ行け」と言う前に、済陽式食事療法（第1章4）、丸山ワクチン療法（第2章7）、超高濃度ビタミンC点滴療法（第3章2）など根治の可能性のある治療法が存在することを、なぜ情報提供しないのか？

このようなとんでもないガン治療を行なっているのが、都民の税金で運営されている病院の実態なのである。

■ガン治療の５側面

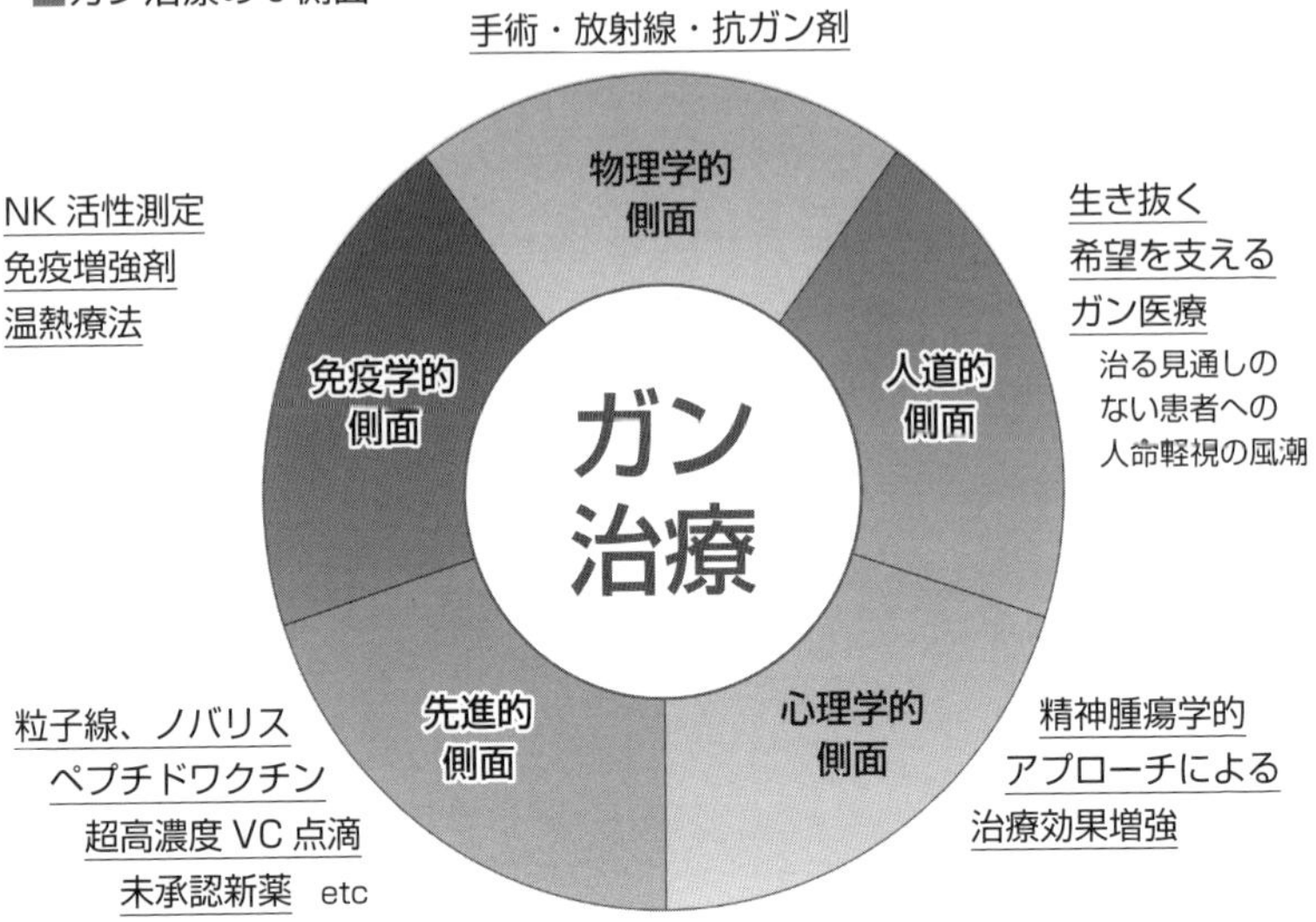

ガン治療

物理学的側面
手術・放射線・抗ガン剤

人道的側面
生き抜く
希望を支える
ガン医療
治る見通しの
ない患者への
人命軽視の風潮

心理学的側面
精神腫瘍学的
アプローチによる
治療効果増強

先進的側面
粒子線、ノバリス
ペプチドワクチン
超高濃度 VC 点滴
未承認新薬　etc

免疫学的側面
NK 活性測定
免疫増強剤
温熱療法

以上紹介した事例はいずれも、がん診療連携拠点病院による恐るべき手抜き、人命軽視、人権侵害の結果、ガン難民となった方々である。しかし、**本当に恐いのは、それぞれの事例の背景には同様の扱いを受けて、すでにガン難民となった人々、今後ガン難民にされていく人々が、何千人、何万人も存在するに違いないこと**である。

ガン難民が生み出される原因はガン標準治療の構造的欠陥にあるといえる。つまりガン治療には図のような五側面が必要であるが、現状では物理的側面（手術・放射線・抗ガン剤）しか実施されておらず、他の側面はまったく無視されているのである。

その中でも「人道的側面」、つまり医療現場に広がる「治せないガンには手を尽くす必要なし」という人命軽視の風潮が特に大きいものと思われる。

では、闘病中の人々がガン難民にならないために、そして今後ガン難民を発生させないために、私たちは何をすればよいのだろうか？　それを次の節で考えていくことにしよう。

15 ガン難民にならないため私たちにできること

ホームズ診療所には、きょうもガン難民といわれるような患者さんが、多数訪れていた。

「がん対策基本法ができたのに、一向にガン難民は減らないようだね」

「あの法律では、標準治療で治らない患者を放り出してしまうことを防げないからね」

「ガン難民が生まれるのは、医療の構造や個々の医師の問題など、いろんな要因があるということだったが……」

「確かに、いろいろな要素を含む、複合的な問題だね」

「それでは、どうすればよいのだろう？」

するとホームズ先生、近くにある鉢植えの下の方を指差して、

「大元の腐った根を断つことだ」

「腐った根？」

「ガン難民を生み出す医師や病院のことさ。どこに本当の原因があるのか、突き止めようと思っている」

「そんなこと、できるのかい⁉」

「ワトソン君、私の特技を忘れたのかい？」

と言って、大きな虫眼鏡を取り出してみせた。

「そうか――久しぶりに、探偵稼業だね！」

地方の一診療所で孤軍奮闘のホームズ先生、ガン難民問題を解決する名探偵となるか――。

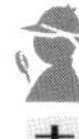

ホームズノート

闘う自助グループが「手を尽くした治療」を実行させる

ガン難民がこれまでも、これからも増加し続けていく根元は、日本のガン医療の構造そのものにあるといわねばならない。

ガン闘病者の自助グループ数十団体の協力で開催された「がん患者大集会」。そこでの「ガン難民をなくせ！」の声に動かされ、二〇〇七年「がん対策基本法」が施行された。その内容は、標準治療の全国均質化、ガン治療情報の普及、腫瘍内科医・放射線科医の養成、緩和医療の重視に要約される。そして全国に多数の「がん診療連携拠点病院」が指定された。しかし、こうした拠点病院ではとんでもない人命軽視、人権侵害のガン治療が行なわれていることを示すある出来事を紹介しよう。

以前、筆者（伊丹）は月一回京都へ出張し、生きがい療法とガン難民の方々の診療を、二十年以上続けていた。ところがあるとき、京都市内の大学病院の医師が私に対し、「京都市内のがん診療連携拠点病院などで標準治療を受けている患者に対して、丸山ワクチン、超高濃度ビタミンC、温熱療法、漢方薬など他の治療法を勧めないようにしてください。ただし、標準治療が限界になって、ホスピスへ行く段階になればどんな治療をしてもらってもいいですよ」と言う。私の「なぜです？」の問いに対する答えは、「標準治療の純粋な効果が判断できないからです」という驚くべきものであった。彼らには、研究データの収集など自らの業績ばかりに関心が向くあまりに、眼の前にいる一人の患者の状態を改善・回復させたいと願う姿勢がまったくない。この発言はそのことを如実に示しており、医師として本末転倒というほかない。

こうして、がん診療連携拠点病院や大学病院で標準治療をひと通り忠実に行なったあとで、治る可能性なしと判断されると即、治療終了、あとはホスピスへ――という流れが一般化してしまった。もちろん、標準治療に指定されていない、先進的治療法や免疫療法などについても情報提供すらしない。その結果、「手を尽くした治療」を受けられないガン難民が量産される。一方ホスピスではガン治療は行なわず、まさに〝ガン難民収容所〟そのものとなっているのである。

では、ガン難民救援・支援のためには、これから何をどうすればよいのだろうか?

そのために今後必要とされるのは、**「闘う自助グループ」による、ガン医療現場での手抜き治療、人命軽視、人権侵害を許さない活動**である。一人でもガン難民を発生させた病院や医師に対し直接交渉、責任追及、糾弾する活動である。そして、その事実を広く全国に発信していくことによって、同様の活動は各地に波及していくに違いない。その結果、「一罰百戒」効果により、全国の医療現場も手抜き治療、人命軽視の姿勢を改めざるをえなくなるであろう。

しかしながら、患者側が戦う姿勢一辺倒だと、医療側もますます防衛的になって、訴えられたときに不利にならないようにと、治療から会話内容まで一層マニュアル的になり非人道的になってしまいかねない。こうなると患者に安心感を与える言動など一切できなくなって、悪循環に陥ってしまう怖れがある

こういった悲劇的な状況を避けるためには、患者側が非人道的な医療と闘う姿勢を忘れずにいる一方で、熱心で人道的な治療者とは手を取り合って友好的な関係を構築してゆく態度も大切であろうと思われる。

ここで、「ガン難民」状態から脱出・生還した事例を紹介しておこう。

Sさん（男性・発病時六十二歳）は、尿の出が悪くなり、地元の大学病院泌尿器科を受診したところ、「前立腺ガンの多発性骨転移で、原発の前立腺は手術可能だが転移があるので、しても意味がない。治療はホルモン治療しかなく、余命一年かもしれない」と宣告された。

私のところへ相談に見えたので、すぐゾレドロン酸（骨転移の特効薬、第2章6参照）の点滴を開始し、原発巣への放射線療法を検討した。しかし、多くの放射線科も転移のある場合、原発巣の治療は「意味がない」として実施してくれない。やむを得ず、人道的な放射線科医として知られる、昭和大学横浜市北部病院の馳澤憲二先生（現・ＫＩＮ放射線治療・健診クリニック）を紹介。Sさんは岡山から横浜へ行き一カ月滞在し、前立腺と骨転移の主な

定価
1870円
消費税10%

定価カード

海鳥社
福岡市博多区奈良屋町一三－四　☎〇九二（二七二）〇一二〇

定価一八七〇円（本体一七〇〇円＋税一〇％）

海鳥社のホームページ
http://kaichosha-f.co.jp/

■生きがい療法ユニオン３大方針

❶各組合員がベストのガン治療を目指すための判断力・行動力（患者力）を養うための学習活動を行う。

❷手を尽くした治療を受けられず、ガン難民状態にある組合員については、ご本人からの要請があれば、救援・支援活動に取り組む。

❸日本のガン医療が、ガン難民を発生させない手を尽くした医療へと変革できるよう、必要な社会活動を行う。

部位への放射線治療を受けることができた。

その後、岡山に帰り骨転移特効薬、ホルモン療法、温熱療法、その他本書で紹介したいくつもの治療を根気よく継続した結果、十数年後の現在も元気で、画像診断でも体内にガンの所見の見られない状態となっている。この方の体験は、**大学病院で「あと一年」と言われても、患者力（判断力・行動力）を発揮し、「手を尽くした治療」に取り組めば生還することが可能であること**を示している。

こうした方向を目指して闘病者有志の呼びかけで「生きがい療法ユニオン（手を尽くしたガン医療を目指す患者組合）」が結成され活動を続けている。その目的は、ガン闘病者・家族・友人が力を合わせて、ガン難民にならないための闘いに取り組んでいくことにある。同患者組合の方針は上の通りである。

正岡子規が一八九七（明治三十）年に詠んだ句「小錦に五人がかりの角力かな」を、まさに今実行していこうとしているのである。

なお、ご本人が学んだ「手を尽くした治療法」を、患者力によって担当医に求めて実施させる必要があるが、本書に示したような治療法は、がん診療連携拠点病院などでは同意してもらえないことも多いことが予想される。そうした場合には、かかりつけ医などの開業医に協力を求め、処方してもらうことも必要になるだろう。

〔文献〕

①「〝ガン難民〟後絶たず」、「山陽新聞」二〇〇九年九月十三日
②「どうする『がん難民問題』」、「がんを治す完全ガイド」二〇〇六年一月号、イースト・プレス
③「ベストのがん治療求め『患者組合』岡山で発足」、「山陽新聞」二〇一一年九月五日

第2章

今すぐ担当医に相談したい治療法

1 温熱療法でガンを退治する

――〝一石四鳥〟の体に優しい治療法

ガン治療の話をいろいろ聞いていると、奇妙な話によく出会う。きょうも――。

「昔、マラリアや天然痘の患者さんで、自然にガンが治ったという症例がよく見られたんだが、ワトソン君、どういうことが考えられるかね？」

「それは不思議だね。……発熱することと何か関係するのかな？」

「そう、ガンは熱に弱い」

そういえば「湯たんぽ療法」とか入浴でＮＫ細胞が増えることを学んだばかりだ（第1章2）。

「実は、ガンが熱に弱いということは、昔からよく知られている。その特性を利用した、温熱療法という治療法を聞いたことがないかい？」

「何だか怪しげな療法みたいだね」

「いやいや、サーモトロンという装置を使うガンの温熱療法は、ハイパーサーミアという名のれっきとした健保適用の治療法なんだ」

「それは知らなかった。あまり知られていないのは残念だね」

医学的根拠のない民間療法と誤解されているのかもしれない。ホームズ先生は、この療法を高く評価しているようだ。

「脳と眼以外のすべてのガンに有効だし、副作用がなく、何回でも続けられる体に優しい治療法だ。そして何より温熱療法は、ガン細胞を退治するばかりでなく、体の中の免疫力を増強し、抗ガン剤や放射線の効果をアップさせる。さらに、ヒートショック・プロテイン（HSP）という特殊なタンパク質がたくさん作られ、これもガン細胞抑制作用があるんだ」

「まさに〝一石四鳥〟の治療法だね」

「もちろん、うちの診療所でも実施中で、たいへん大きな効果を実感しているよ」

ホームズノート

ガン縮小と免疫増強という〝武蔵の二刀流〟療法

放射線治療と温熱療法の併用でガン治療効果が向上することが、著名な国際医学誌「ランセット」（二〇〇〇年四月）に掲載された（文献①）。温熱療法は、医学界では十分認められているが、なぜか広く普及していない。これも日本のガン医療の欠陥である。

サーモトロンによる温熱療法（ハイパーサーミア）は、一九九〇年から健康保険の適用対象になり、実績をあげている。「進行期肺ガンに対し、放射線治療後に四回ほどハイパーサーミアを行ない、一カ月で腫瘍がほとんど消失した」、「乳ガンの脊椎転移患者に対し、乳ガンに週二回、転移部にそれぞれ週一回の治療で効果が見られ、その後も治療を続けて退院できた」。その他、咽頭ガン・膵（すい）ガン・肝ガンなどで有効例がある。また、化学療法との併用も行なわれ、イレッサと呼ばれる分子標的剤との併用で肺ガンが消失した例もある。

そして、**ハイパーサーミアは、ガン細胞殺傷効果があるだけでなく、免疫機能も亢進**し、今までの直接的なガン治療法と異なり、多角的な働きがあることがわかった。これを知った、米ハイパーサーミア学会の中心人物の一人であるソン・チャン・ウォン教授（ミネソタ大学）は、「ハイパーサーミアは宮本武蔵の二刀流である」と述べた。

では、温熱療法はなぜガン治療に効果があるのか？

ガン組織の血管は細く少ないため、酸素不足から酸性に傾きやすい。細胞は酸性に傾くほど熱に弱く、しかも、貧弱な血管ゆえに熱を外に逃がせず正常組織よりも温度が上昇しやすいのである。

■切除不能膵ガンに対する温熱療法の効果

	抗ガン剤単独	温熱療法併用
ガン抑制率	14.3%	57.1%
生存期間（中央値）	198日	327日

（京都府立医科大学のデータをもとに作成）

また、放射線療法、化学療法、免疫療法のいずれも、温熱療法を併用すると、効果が高くなることが知られている。化学療法剤の場合、標準投与量の三分の一に減量しても、温熱療法を加えることによって標準量と同じレベルの効果があるとされている。したがって、苦しい副作用や白血球減少などを起こすこともなく、治療を継続することが可能となる。ただし、脳と眼は正常組織も熱に弱いので対象とならない。

京都府立医科大学の発表によれば、手術不能の膵（すい）ガンの場合、抗ガン剤単独のガン抑制率は一四・三％だが、温熱療法併用により、五七・一％と大幅に効果がアップし、生存期間（中央値）も前者で一九八日、後者で三二七日という優れた効果が確認されている（前ページの表）。ところが、実際のガン医療の現場では温熱療法がほとんど行なわれていないのである。全国のがん診療連携拠点病院やがんセンター四〇二病院のうち、温熱療法の装置を保有しているのは、たった十八カ所（四・〇％）しかない、というのが現状だ（二〇二〇年十一月現在）。

今後早急に、**すべてのがん診療連携拠点病院とがんセンターに温熱療法装置の常備を義務づけ、放射線療法と化学療法には必ず温熱療法を併用することが原則とされなければならない**のだが、せっかく高額の温熱療法の装置を保有していても、医師の関心の低さや操作する人手不足などの理由で、実際には用いられずに〝宝の持ち腐れ〟状態の病院すらあるらしい。

なお、温熱療法は心臓ペースメーカーや胆管ステント、その他体内に留置金属がある場合はできないので、担当医にその点を尋ねてから始めた方がよい。中心静脈ポートについては、温熱療法の範囲外にあれば支障はない。

［文献］

①J van der Zee, et al., "Comparison of radiotherapy alone with radiotherapy plus hyperthermia in locally

advanced pelvic tumours", *Lancet*, 2000 Apr, 355 (9210).
②石川剛他「切除不能進行膵癌に対するゲムシタビン・温熱異時併用療法の有効性についての検討」、「Thermal Medicine」二十四巻四号、日本ハイパーサーミア学会、二〇〇八年

2 ガン転移を防ぐ一つの胃薬とガン抑制効果をもつ二つの胃薬

――ドラッグ・リポジショニング〈その一〉

ホームズ先生を訪ねると、きょうも早速講義が始まった。

「いいかいワトソン君。炎症が起きると、白血球が血管内を転がり、内皮細胞に接着する。その後、組織内に潜り込んで修復を行なう」

きょうは何の話が始まるのだろうと思っていると、

「ガン細胞は、これと同じようなことをやって組織に浸潤（しんじゅん）し、転移を始めるんだ」

――ガンの転移の話だった。

「それは皮肉な話だね」

炎症治癒に向かう白血球の行動が、ガン細胞に真似されてしまうとは……。

「このとき、接着分子という物質が働いて細胞同士が接着する」

「すると、その接着分子の働きを抑えれば、ガンの転移を防げるというわけ？」

「ご名答！　そして、胃潰瘍や慢性胃炎の治療に使われるシメチジン（商品名：タガメット）という薬が、接着分子の働きを抑えることがわかった」

「それは素晴らしい発見だね」

「実際、大腸ガンの患者に用いたところ、再発・転移が大幅に減ったんだ」

「大腸ガンだけに有効なのだろうか？」

「そんなことはない。接着分子による転移は多くのガンに共通なので、やはり有効なんだけれど、まだガン治療薬としては認められていないという。

「病院では他の薬とともに、胃への副作用予防目的で胃薬を処方されることが多い。だから、『胃薬はシメチジンを』と指定して処方してもらえばいいんだ」

「なるほど、それなら簡単だ」

「胃薬では他にも二つ、ガン抑制効果をもつものがあるんだ。ガン細胞は、血管の新生を指令する物質（血管新生促進物質）を自ら分泌して血管を新生し、酸素や栄養を補給して増殖している。その血管新生を阻害して補給路を断つ『兵糧攻め』でガンの増殖を抑えてくれるのが、広く使われている胃薬イルソグラジン（商品名：ガスロン）なんだ」

「ガン治療に有効と思われる、もう一つの胃薬というのは……？」

「ガンの抑制効果をもつ特殊なタンパク質、ヒートショック・プロテイン（ＨＳＰ）の産生を、何と飲むだけで促進してくれる、そんなすごい効能をもっているのが、ごくありふれた胃薬として知られているテプレノン（商品名：セルベックス）だ」

ホームズノート

ガン細胞の接着作用を消去する夢の特効薬

慢性胃炎や胃潰瘍の薬シメチジン（タガメット）は、副作用のない良薬として長年使われてきた。このごくありふれた薬が、ガン転移予防の特効薬になる……こんな夢のような話が現実となり始めている。

このことに最初に気づいたのは米国の医師で、一九七九年に報告された。転移を伴う進行肺ガンの患者二名が、胃炎症状を抑えるためシメチジンの投与を継続したところ、他のガンの治療法をまったく行なっていないのに肺ガンの縮小が認められたのである。その後、一九八八年にはデンマークの医師が胃ガン手術後の人に二年間シメチジンを投与した結果、生存率が高くなると発表。さらに一九九四年頃から大腸ガンについても同様の効果のあることが、オーストラリア、デンマーク、日本の医師から発表された（文献①）。

■大腸ガンに対するシメチジンの再発予防効果

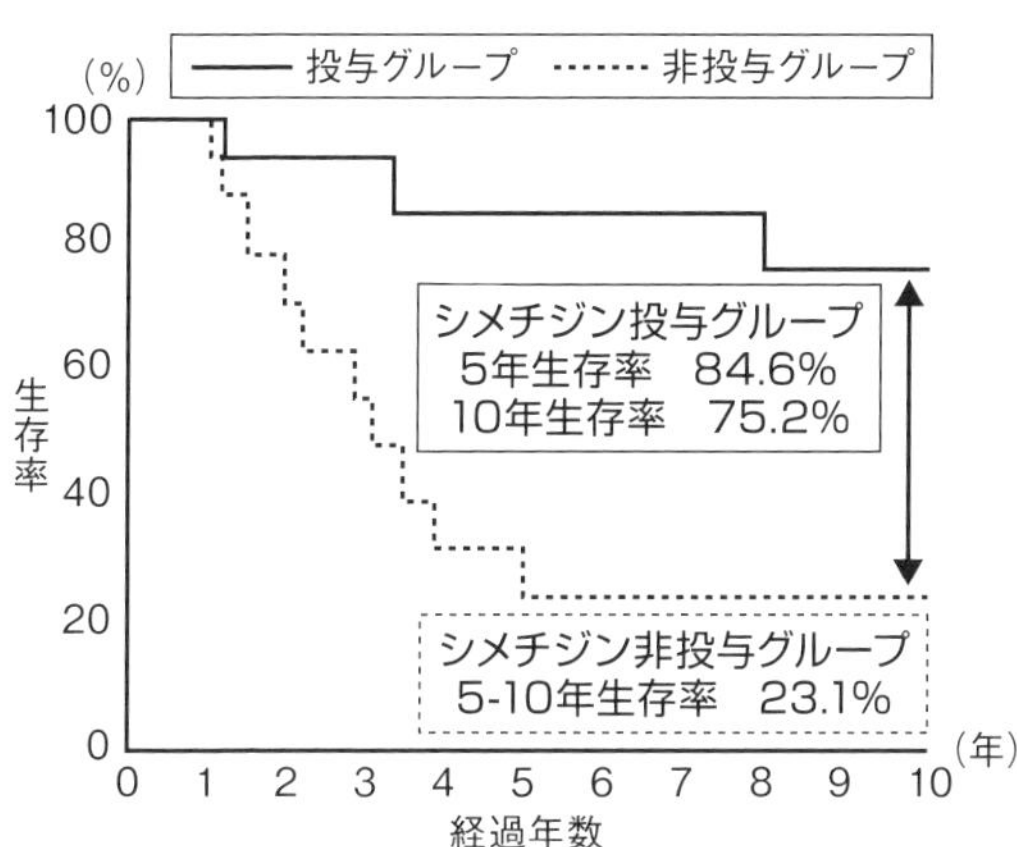

（文献②をもとに作成）

日本では藤田保健衛生大学（現・藤田医科大学）、名古屋市立大学、慶應義塾大学などで、主として大腸ガンの治療効果について研究されている。それによると、リンパ節転移を伴う進行性大腸ガンの人々三十人に化学療法剤の５－ＦＵ二〇〇mgを手術後一年間投与した場合、五年後の生存率は二三％にすぎなかった。ところが同じ症状の三十四名に、５－ＦＵと同時にシメチジンを毎日八〇〇mgずつ投与したところ、**五年生存率が八四％と三・六倍に大幅にアップする**という驚くべき結果が判明したのである（上図）。

その後の研究でも、シメチジンを投与中の一年間はほとんど再発がないが、一年で中止すると徐々に再発が増えてくるので、もっと長期に使用した方が良いといわれている。

また、大動脈周辺やリンパ節に転移した進行ガン患者にシメチジンだけを五年間投与したところ、その間はガンの進行が抑えられ良好な状態で過ごしていたが、もう大丈夫だろうと投与を中止したところ、腹膜再発を起こし残念な結果になったという。したがって、**シメチジンは長期投与が望ましい**と、研究者たちは述べている。

ではなぜ、こんな驚異的な効果が現れるのだろうか？

ガン細胞が転移する経路は二つある。血管の中を流れて運ばれる血行性転移と、リンパ管の中を流れていくリンパ行性の転移である。

血管内を流れているガン細胞のうち、九九％はＮＫ細胞など免疫細胞によって退治されているが、そのわずか一％が血管壁にへばりついて、転移巣を形成する。シメチジンはその接着を阻止することで、新たな転移を予防する。リンパ管に流れ込んだガン細胞も同様の過程を経て転移するといわれている。したがって、シメチジンは血行性、リンパ行性、いずれの転移も抑制する効果があるのである。

シメチジンの効果のあるガンは、現時点で、**胃・食道・大腸・肝臓・胆管・膵臓・肺・乳**

腺・卵巣・子宮の十種類に及ぶ。人間が発病しやすいガンの多くに効果があることは、たいへん幸いなことだといえるだろう。

一九九四年に「ランセット」という著明な医学雑誌に発表された研究によると、大腸ガンの手術直前の五日間と手術後二日間の計七日間という短期間にシメチジンを投与しただけで、**手術三年後の生存率は九三％**と、シメチジンの投与を受けなかった人々の五九％と比較し大幅に良くなることも判明している。手術中に血管内に流れ込んだガン細胞が、シメチジンによって定着・転移が阻止され、良い結果をもたらしているものと考えられている。

したがって、シメチジンの効果が期待できる十種類のガンの場合、**手術前から服用を開始し、手術後もなるべく長く続けることが、再発・転移を抑制して治療効果を大幅に高めることになる**といえよう。シメチジンの効果は、投与量に比例して高められることがわかっているので、常用量上限の一日八〇〇㎎を服用するのが良いと考えられる。

また、シメチジンには転移予防効果だけでなく、**腎細胞ガンそれ自体に対する抑制効果もあること**が発見されている。

このように、ある疾患に有効な既存薬に、別の疾患への有効性が発見され使用されることは「ドラッグ・リポジショニング」、「既存薬再開発」などと呼ばれている。

シメチジンの他にも、一般に広く使われている胃薬で、ドラッグ・リポジショニングとしてガン抑制の効果をもつ平凡な胃薬が二つ知られている。副作用もほとんどなく、ごく安価なものだ。

ガンの栄養源を断つ血管新生抑制剤としての胃薬イルソグラジン

ガン細胞は直径が一〜二㎜以上の大きさになると血管新生因子を出して、既存の血管から新生血管を誘導する。こうやって腫瘍は自前の血管を作って増大してゆくのだが、この血管はガンの増大に寄与するだけではない。何と、腫瘍血管新生は、ガンの浸潤(しんじゅん)や転移にも重要な働きをしている。だから、「兵糧攻め」作戦が重要なのだ。

実は、ガン細胞を「兵糧攻め」にする血管新生抑制剤が、意外なほど身近にあって利用可能なことが、九州大学や東京女子医科大学での研究で明らかになった。動物実験などによって胃薬の一種でイルソグラジン（ガスロン）という安価な薬が血管新生を抑制する働きをもつことが確認され、実際のガン治療への試用も行なわれている。

たとえば、手術不能の胃ガンの二例に少量の抗ガン剤とともにイルソグラジンを投与したところ、いずれも二カ月程度で著しいガンの縮小が見られた。また、手術後に再発した進行性胃ガンの事例に投与したところ、二カ月以内にガンが消失し、その後再発が見られなかった。これらは、いずれもガン専門誌に発表されたものである。

イルソグラジンは一日四mg（粉末〇・五g）というごく少量飲むだけで効果がある。標準的治療では根治できないとされる手術不能・再発進行ガンが、いずれも**たった二カ月の投与で縮小や消失していることは驚くべき効果**といえる。イルソグラジンは、現在も胃薬として広く使われ、副作用がほとんどなく長期的に使用可能であることが明らかになっている。

ヒートショック・プロテイン（ＨＳＰ）を産生させる胃薬テプレノン

テプレノン（セルベックス）は日本で開発された副作用のきわめて少ない安価な胃薬で、すでに世界中で広く使用されている。

テプレノンは胃粘膜細胞に直接作用して、熱ストレスが遺伝子に作用する過程を活性化してＨＳＰを誘導する。その誘導作用はそれほど強くないが、テプレノンを前もって服用しておくと、ストレスを受けたときの胃粘膜でのＨＳＰの誘導が増強され、胃の障害を防いでくれる。伊藤要子博士らの研究で、通常の一日投与量の一五〇mgを一回で服用すると、ＨＳＰが有意に発現することがわかっている。

しかも、テプレノンは胃薬以外の効果として、朝に三カプセル（一五〇㎎）服用することで午前中の眠気の解消や、運動能力の向上、そして、うつ状態の改善効果まで報告されている。

第1章2で述べた「湯たんぽ療法」や「入浴療法」と第2章1の「温熱療法」は、いずれも加温によるHSP誘導が免疫能増強の一端を担っているが、**テプレノンは加温せずにHSPを誘導させる**効果がある。したがって、テプレノンは「飲む温熱療法剤」と呼んでもよいだろう。体内留置物（ステントなど）や眼・脳のガンのため温熱療法ができない場合にはテプレノンを服用した方がよい。

＊

ガン治療中は、抗ガン剤や鎮痛剤から胃粘膜を保護するため胃薬を併用する場合が多い。したがって、胃薬はシメチジン（タガメット）、イルソグラジン（ガスロン）、テプレノン（セルベックス）のいずれかの処方を担当医に要請すること。シメチジンとテプレノンは健保上同時処方が困難なため、転移予防を目的とする場合はシメチジンを、体内留置物や脳腫瘍・脳転移などのため温熱療法ができない場合はテプレノンを選択する必要がある。イルソグラジンはいずれの場合も併用可能と思われる。

[文献]

①松本純夫他「癌転移と細胞接着分子――シメチジンの可能性と展望」、「Medical Tribune」二〇〇一年十二月十三日

②Sumio M, et al. "Cimetidine increases survival of colorectal cancer patients with high levels of sialyl Lewis-X and sialyl Lewis-A epitope expression on tumour cells", *British Journal of Cancer*, 2002 Jan, 86.

③「明らかにされたシメチジンのガン転移抑制作用」、「月刊がん　もっといい日」二〇〇三年四月号

④中本貴久他「腎細胞癌に対するシメチジンを併用したインターフェロンαの再発予防効果」、「西日本泌尿器科」五十四巻十号、西日本泌尿器科学会、一九九二年十月

⑤伊藤要子『からだを温めると増える　ＨＳＰが病気を必ず治す』ビジネス社、二〇〇五年

3 リウマチの患者にガンが少ない理由と、ある抗菌剤が肺内の免疫力を高める事実

――ドラッグ・リポジショニング〈その二〉

「ワトソン君、リウマチ患者にガンが少ないという報告は、本当だと思うかい？」

「さあ、ガンは因果関係が複雑なようなので……」

「最近の研究で、大腸ガン・胃ガン・肝ガン・乳ガンなどほとんどのガンで、COX2（コックス）を発生させていることがわかったんだ」

「コックス・ツー？」

「酵素の一種だが、これが多くのガンの増殖に関わっているらしい。――ガン細胞が免疫を破壊するために発する『毒ガス』の一種とでもいった方がいいかもしれない」

「それでホームズ先生、リウマチとの関係というのは？」

「リウマチの治療に使う消炎鎮痛剤が、このCOX2の発生を抑えるんだ」

「すると、リウマチの患者さんは知らず知らずのうちにガン予防の治療を受けていたというわけだね」

「たとえば大腸ガンの死亡率は、一般の人より四〇～五〇%も低いという」

「それはすごい！――それならこれは、ガンの治療にも使えるのでは？」

「ガン患者に対する治験でも、生存率が大きく延びることが確認されている」

「でも確か、保険の適用は病気ごとに決められているよね？」

「それが残念だ。これも、ドラッグ・リポジショニング（既存薬再開発）の一つだね。でもそう遠くない将来、COX2阻害剤（COX2を消去する薬）は、多くのガンに共通の治療薬として使われるようになるんじゃないだろうか」

「それから、もう一つ、ドラッグ・リポジショニング（既存薬再開発）として、ある抗菌剤にも、肺ガンへの効果が確認されているんだ」

ホームズノート

リウマチの消炎鎮痛剤がガンの〝毒ガス〟を消去する

二〇〇二年、米国で『COX2阻害剤によるガンの予防と治療』と題する単行本が出版された。オハイオ州立大学のランダル・ハリス教授編著のもと、四十一名の研究者による分担執筆である。それによると、多くの種類のガンがCOX2と呼ばれる毒素を産生して、周囲の正常組織を破壊しながら増殖していく。これに対し、COX2阻害剤を投与することによってそれを消去すれば、ガンの予防と治療にたいへん効果的である……というのである。そして、この薬の効果があるガンの種類として、**肺・胃・食道・腸・肝・膵(すい)・乳・子宮・前立腺・膀胱・皮膚・悪性リンパ腫・メラノーマ・骨髄腫・白血病(一部)・脳腫瘍**の十六種類があげられている。

COX2阻害剤がなぜガンに有効なのだろうか? COX2という物質はガン細胞が産生する毒ガスのようなもので、これによって人間のガン防御機構を破壊し、ガンが増大していく。ガンの周辺のNK細胞をはじめとする免疫細胞の働きを弱め、一方でガン細胞の分裂やガンに栄養を補給する血管の新生を活性化する。**COX2をたくさん産生するガンほど悪性**

■図１　転移性固形ガン患者に対する抗炎症薬の効果

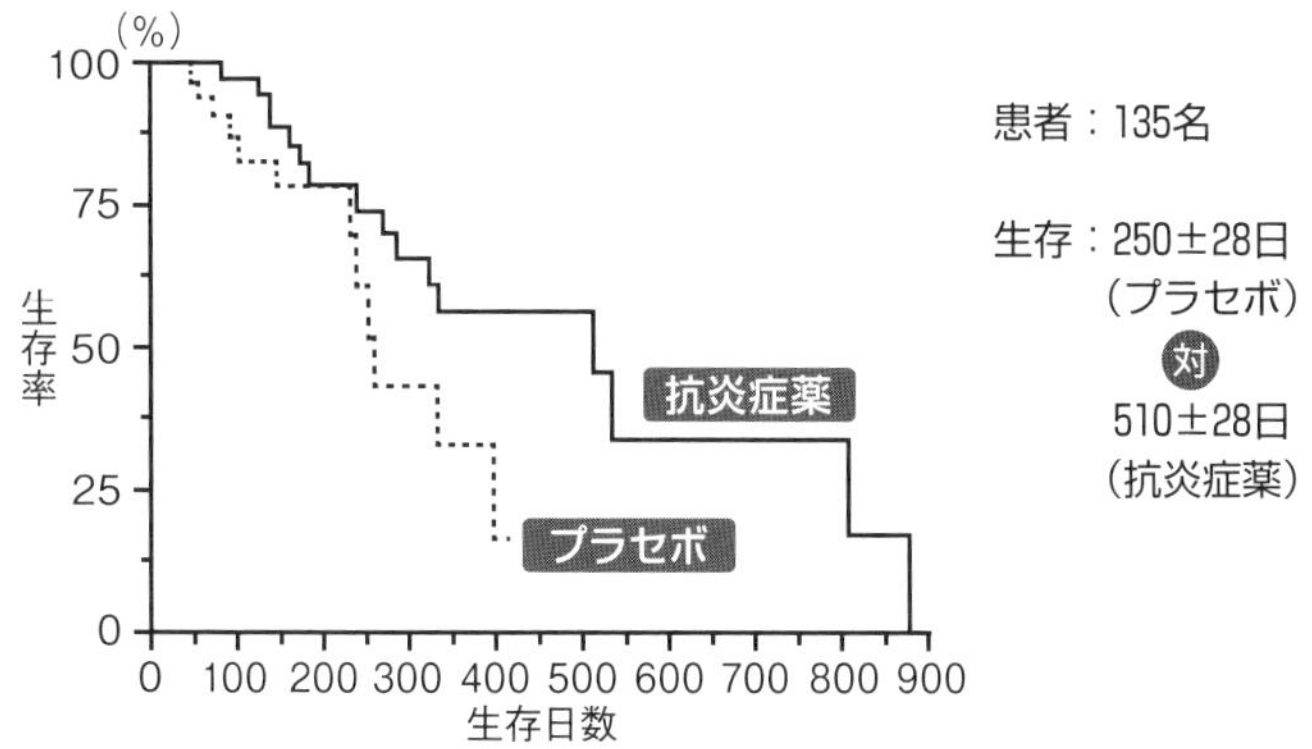

（文献①より）

度が高いわけである。たとえば、膵ガンでは正常組織の六十倍ものＣＯＸ２を産生するといわれる。これを消去することによってＣＯＸ２阻害剤はガンを抑え込んでいく。

ＣＯＸ２阻害剤とは「非ステロイド消炎鎮痛剤」の一種である。消炎鎮痛剤はリウマチや関節炎の治療に長年使われてきたが、その種類はＣＯＸ１阻害剤とＣＯＸ２阻害剤に分けられる。消炎鎮痛効果においては同じでも、ＣＯＸ１阻害剤は胃・十二指腸潰瘍の副作用を起こしやすい一方で、**ＣＯＸ２阻害剤はガン抑制効果が大きく副作用も少ない**とされる。

消炎鎮痛剤とガンとの関係が最初に注目されたのは、一九九四年、スウェーデン・ゴーテボルク大学でのこと。転移を伴う進行ガンで余命六カ月以内と予測される人々に消炎鎮痛剤を投与した結果、約一年後にも半数以上の人が生存、投与を受けなかった人々の三倍以上の生存率であることが発表されたことによる。すなわち、図1のようにプラセボ（偽薬）投与群に比較すると、抗炎症薬投与群では生存率が大幅に高くなることが明らかにされた。

一九九八年の米国ハーバード大学の発表によれば、消炎鎮痛剤の一種アスピリンを週二回以上飲んでいる人は大腸ガンの発病率が低くなり、四年間飲み続ければ大腸ガンで死ぬことはなくなるという。同じ一九九八年には札幌医科大学で、大腸ガンの前ガン病変・ポリープをもつ人々に消炎鎮痛剤の一種スリンダクを投与したところ、十カ月後にはそのすべての病変が著しく縮小ないし消失したことが発表された。また、米国臨床腫瘍学会は、大腸ガン（ステージⅢ）の手術・化学療法にCOX2阻害剤を併用すると、**治療効果が二倍良くなる**と発表している。

COX2阻害剤は近い将来、多くのガンに共通の治療法として一般化するものと考えられる。リウマチなど慢性疼痛疾患の治療薬として、すでに医学会において長期間使用されており、化学療法剤（抗ガン剤）のように免疫を抑制するような副作用もないと確認されているので、今現在でもガンの再発予防にはもちろん、治療法の選択肢の少ない進行ガン治療にも使える、価値の高い治療法だといえよう。

米国では「セレコキシブ」というCOX2阻害剤がガン治療に使われてきた。この薬はわが国ではリウマチや腰痛などに対する消炎鎮痛剤として使われている。したがって、ガン治療にCOX2阻害剤を使用することは、比較的容易であるといえよう。ガン治療中には鎮痛剤を併用することも多く、一般的にはロキソプロフェン（ロキソニン）が使われる。しかし、この薬にはCOX2阻害作用はないので、鎮痛剤としてはセレコキシブを第一選択薬として使う必要がある。

一方、前述のように消炎鎮痛剤は副作用として胃・十二指腸潰瘍を起こしやすいとされ、COX1阻害剤で〇・一％（千人に一人）、COX2阻害剤ではその半分以下の危険性とされている。したがって消炎鎮痛剤を飲んでいるときに腹痛や黒色便などがあれば、休止して胃の検査などを受けるなど注意が必要である。しかし、第2章2に登場したガン細胞接着分子抑制剤シメチジンは胃潰瘍の治療薬でもあるので、併用している場合はこの副作用のリスクはもっと少なくなると考えてよい。

また、COX2阻害剤の長期服用によって、心筋梗塞や脳梗塞のリスクが約二倍に増加するとの研究もあるので、高血圧・糖尿病・高脂血症などリスクファクターのある人は、治療によってこのリスクを減らす注意も必要である。

なお、血液の粘稠度を下げる効果（血液サラサラ効果）や高脂血症の治療効果をもつEPA（エイコサペンタエン酸）は健保で処方可能である。第1章10でも述べたように、このEPAはガンの悪液質の改善にも役立つので、COX2阻害剤とEPAを併行して服用すれば、まさに一石二鳥といえるだろう。

ある抗菌剤で肺ガン治療効果が二倍に

奈良県立医科大学の臨床研究によれば、「クラリスロマイシン」と呼ばれる抗菌剤が、肺内の免疫力を増強することで、**手術不能の肺ガン患者の生存期間が二倍にも延長する**ことが明らかになっている（図2）。

筆者（伊丹）の経験でも、手術時四十歳代の主婦で、胸膜播種（胸膜表面のあちこちにガンが転移した状態）のため、余命一年と言われた人にこの薬を試みたところ、十年以上元気で長生きされている。呼吸器科の担当医も驚いているという。

その薬効は肺内の免疫増強作用なので、**他臓器からの転移ガンにも効果が期待できる**。

なお、クラリスロマイシンはイレッサ、タルセバ、ジオトリフなどの分子標的剤とは併用不可だが、化学療法剤とは併用可だ。したがって、肺ガンや肺転移に慢性気管支炎なども合

■図2　クラリスロマイシン投与で
手術不能の肺ガン患者の生存期間が2倍に

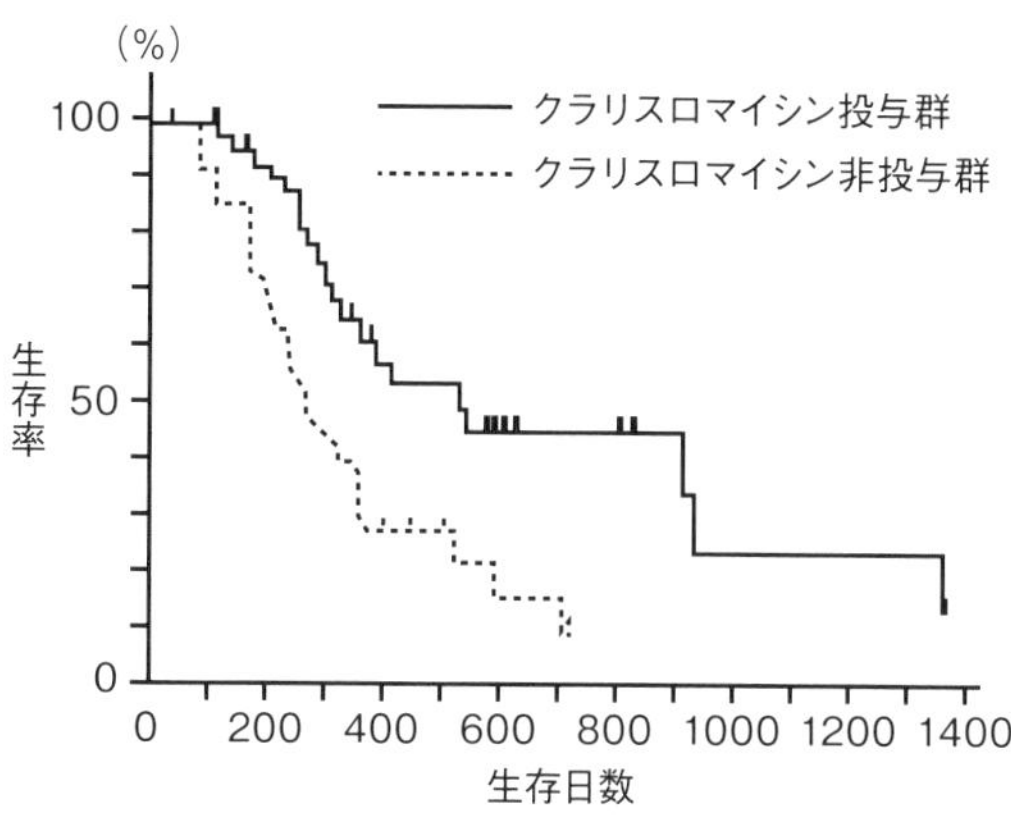

50%生存期間		
	クラリスロマイシン投与群	535日
	クラリスロマイシン非投与群	277日

（奈良県立医科大学のデータをもとに作成）

併している人はクラリスロマイシンを長期処方してもらうのがベストである。

［文献］

① R. E. Harris (ed.), *COX-2 Blockade in Cancer Prevetion and Therapy*, Humana Press Inc., 2003.

②「NSAIDsの機能を考える」、「Medical Tribune」二〇〇三年三月十四日

③「癌化学予防に高まる関心」、「Nikkei Medical」一九九八年十一月

④有賀悦子「癌治療におけるNSAIDs」、「Medical ASAHI」二〇〇四年九月

⑤ K. Lundholm et al., "Anti-inflammatory treatment may prolong survival in undernourished patients with metastatic solid tumors", *Cancer Research*, 1994

Nov, 54.

⑥「トレンドビュー／応用広がるマクロライド長期投与――肺癌の生存期間伸ばす成績も」、「日経メディカル」一九九七年十二月

⑦三笠桂一他「肺癌とマクロライド薬」、「日本医事新報」一九九七年四月十二日

4 ガンが放出する〝毒ガス〟消去方法

「まったくガンは一筋縄ではいかない、本当に悪知恵の持ち主だねえ」

と、ホームズ先生は考え込んでいる。

「また、何か発見があったのかい？」

「そうなんだ。ガンはＮＫ細胞をはじめとする免疫細胞の活動を妨害するため、免疫抑制物質という、いわば〝毒ガス〟を放出して、増殖していくんだ。防毒マスクでは防げない毒ガスなんだ」

「前回ＣＯＸ２というガンの毒ガスの話（第２章３）は聞いたばかりだが、また別の毒ガスも出しているのかい？」

「血液の『α1（アルファワン）－酸性糖蛋白』を検査してみると、毒ガスがどのくらい放出されているのかを判断できる。このデータが異常高値の場合には、シイタケ菌糸体から抽出した物質の摂取を続ければ、毒ガスを消去していくことができるんだ」

ホームズノート

免疫抑制を解除するシイタケの力

ずる賢いガン細胞は、ＮＫ細胞などから身を守って増殖していくために、いろんな悪知恵を働かせている。ガン細胞の表面には、ガン細胞への攻撃にブレーキをかけるタンパク質が備わっている。「ＰＤ－Ｌ１」と呼ばれるタンパク質で、この働きを無効にする薬が、最近話題になっている「オプジーボ」（第３章１参照）などの免疫チェックポイント阻害剤なのだ。

しかし、効果は進行肺ガンの五年生存率五％が一六％に改善する程度なので、劇的なものではない。

その理由は、ガンがそれ以外に「α１－酸性糖蛋白」という免疫抑制物質（いわば毒ガス）を製造し、免疫細胞の弱体化を図っているからである。ガン闘病中の人はこれを測定して、**一五〇㎎／㎗以上（正常範囲一〇〇㎎／㎗以下）になる場合は、この免疫抑制を解除する対策が必要**である。

その方法として、シイタケ菌糸体培養抽出物が含まれるサプリメントを摂取するのが効果的だ（シイタケ菌糸体の摂取量は一日一五〇〇㎎）。通常我々が食べているシイタケは子実体と呼ばれる傘の部分であり、菌糸体は根の部分にあるヒゲ根状の部分なので普段食べることがない。この部分に免疫抑制を解除する物質が存在している（文献①）。

［文献］

①「ライフライン21 がんの先進医療」二〇一五別冊、蕗書房、二〇一六年二月

②柴田昌彦監修「免疫抑制状態から回復させるシイタケ菌糸体」、「がんサポート」エビデンス社、二〇一二年四月

③M. Shibata, et al., "The ratio of IFN-gamma/IL-10 productions is a useful prognostic indicator and it was improved by mushroom extract in patients with malignant diseases", *AACR*, 2009 Apr.

④谷川啓司他「免疫細胞療法施行患者におけるシイタケ菌糸体抽出物摂取の免疫およびＱＯＬ改善作用」、「癌と化学療法」二〇一二年十一月増刊号、癌と化学療法社、二〇一二年十一月

⑤ Y. Nagashima, et al., "Lentinula edodes mycelia extract plus adjuvant chemotherapy for breast cancer patients: Results of a randomized study on host quality of life and immune function improvement", *Mol Clin Oncol*. 2017 Sep.

5　ガン治療に漢方の偉力

「ワトソン君、九百年も前に開発された医薬品が、二十一世紀の今日、ガン治療に使われていて、たいへんな効果をあげていることを知ってるかい？」

「ええっ!?……ということは、西洋式のガン治療法もなかった頃になるのかなあ？」

「そうだよ、一一〇八年頃に中国で出版された『和剤局法』という薬学の本に二九七種類の漢方薬の一つとして発表された『十全大補湯（じゅうぜんたいほとう）』という漢方薬だよ」

ホームズ先生はガン治療が専門なのに、漢方にも詳しいようだ。

「東京に『ガン研有明病院』というがん診療連携拠点病院があるが、ガン治療に漢方を併用して、大きな成果をあげているんだ。全国のがんセンター・がん診療連携拠点病院では、唯一ここだけなんだ」

ホームズ先生、一冊の本を見せてくれる。表題は『がん研有明病院で今起きている漢方によるがん治療の奇蹟』（海竜社刊）。

「この病院の漢方サポート外来を担当している星野惠津夫先生は、十全大補湯を用いて手術不能の肝ガン（六十三歳・男性）が治ったり、胃ガン（四十七歳・男性）の肺転移が消失したりと、多くの有効例を書かれている」

「これって、もしかしてすごいことじゃないかと思うんだけど、ガン患者に漢方薬を実際に処方するのは、漢方治療に精通した専門家じゃないと難しいのでは……？」

「うん。ガン患者の漢方治療は本来ならばとても複雑なんだが、それを体系的で簡潔に臨床応用できるよう『定番セット処方』として提示してくれているんだ。ここが星野先生の立派なところだ」

「そりゃあ、わかりやすそうだね。少しだけ具体的に説明してもらえるとうれしいんだけど」

「ガン患者は、ガンそれ自体の症状や治療の副作用によって、気力と体力が相当低下している。この状態を星野先生は独自に『癌証』と定義している。この『癌証』を改善するために『補剤』、『補腎剤』、『駆瘀血剤』という三種類を適宜組み合わせるだけでいいように整理してあるんだ」

「心身共に弱ったガン患者のサポート目的に、漢方を実戦配備用としてアレンジしたわけだね」

「それだけじゃないんだ。吐き気や食欲不振、そして手足のしびれや痛みなどガンの標準治療ではさまざまな副作用に苦しむことが多いのを知ってるよね。これらの副作用軽減に漢方薬の投与がとても役に立つんだ。西洋薬だけでは効かないことも多いので、これは貴重な作戦だよね」

「でも、漢方って効果出現が遅かったり、煎じるのに手間を要したりするのでは?」

「いやいや、漢方は意外にも即効性のものが多く、近年では一般の臨床医や患者にもわかりやすく薬剤に番号がつけられていて、顆粒や細粒で百数十種類もの漢方が健保適用になっている」

「そんな良い方法が、がん診療連携拠点病院ではまったく採用されていないのは残念なことだね」

「そうなんだ。その事実もまさに、ガン標準治療の構造的欠陥の一つなんだ」

ホームズノート

なぜ漢方薬はガンに有効なのか？

先述したように、ガン患者はガンそのものによる不調に加えて、標準治療（外科手術、抗ガン剤、ホルモン治療、放射線）の副作用の結果、全身倦怠、しびれや痛み、吐き気、食欲低下、口内炎、不眠や不安、冷えなど実にさまざまな症状で苦しんでいる。この病態を星野先生は、「癌証」と名づけている。そして、この「癌証」という病態に対して、基本的には「補剤」を用いるという明確な方針を打ち出している。

この補剤の中で、体力よりもむしろ気力の低下が全面に出ている第一段階の状態においては、**補中益気湯**を用いる。さらに気力、体力がいずれも低下している第二段階のときは、**十全大補湯**を使用する。そして、一段と体力が低下して、セキや息切れなどの呼吸器症状が見られるような第三段階の場合には、**人参養栄湯**が適している。「癌証」にはこれら三種の補剤のどれかを使う。

また、先天の気（両親から受け継いだ生命エネルギー）が低下した状態を「腎虚」というのだが、これには「補腎剤」である**牛車腎気丸**が主に用いられる。

そして、「古い血」が固まって血のめぐりが悪くなったとみなされる「瘀血状態」には「駆瘀血剤」が使われて、**桂枝茯苓丸**、**桃核承気湯**、**当帰芍薬散**のいずれかが就寝前一回で一～二包処方される。さらに、冷えの訴えが強ければ**附子末**を併用することになる。

以上述べたように、①補剤、②補腎剤、③駆瘀血剤、④附子の四種の組み合わせが定番だ。頻度の高い具体的な処方の実例としては、(1)補中益気湯三包＋牛車腎気丸三包を毎食前、(2)十全大補湯三包＋牛車腎気丸三包を毎食前、(3)人参養栄湯三包＋牛車腎気丸三包を毎食前、などが挙げられる。冷えで附子を追加するときは、毎食前に〇・五g～一gの量（一日量で計一・五g～三g）で調整する。

併用処方として、駆瘀血剤の桂枝茯苓丸（腹診で抵抗圧痛を認める部位が臍の左下二横指の場合）、桃核承気湯（同じく、臍の左下四横指＝S状結腸部圧痛点の場合）、当帰芍薬散（同じく、臍の右下二横指の場合）をそれぞれ単独で、あるいは一剤ずつを組み合わせた二剤、計二包を就寝前一回で、というのが定番である。

右に述べた三種の「補剤」の中でも、特に**十全大補湯**は、抗ガン剤や放射線による治療で貧血、白血球や血小板の減少を起こした患者や長期間元気が回復しない患者に効果的で、驚くべきことに、**ガンの進行が停止したり、ガンが縮小・消滅する場合もある**という。

■図1　手術不能な大腸ガン患者が
十全大補湯を服用した場合の生存期間

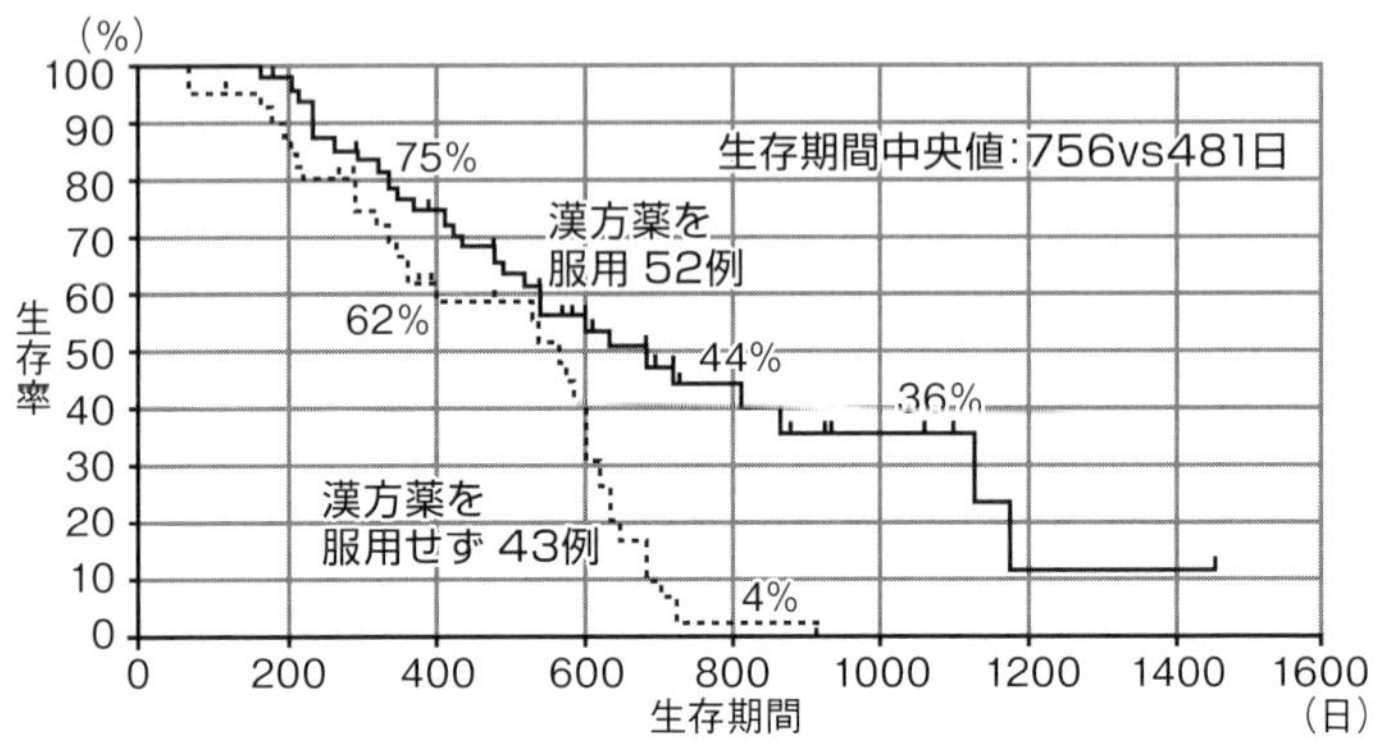

（文献⑧をもとに作成）

たとえば、膵ガン（五十六歳・女性）で余命五カ月、一年生存率一〇%と診断されたが、十全大補湯に牛車腎気丸を併用して二年半経っても元気で過ごしている例。浸潤性膀胱ガンが標準治療後にも残存していたが、やはり十全大補湯を中心とする処方の継続の結果、五年を経過後、泌尿器科で治癒と診断された例が『がん研有明病院で今起きている漢方によるガン治療の奇跡』に記載されている。星野先生は、その他多数の有効例を発表されている。

また、別の大学病院の発表によると、手術不能な大腸ガン四十三名の標準治療のみの平均生存期間は四八一日に過ぎないが、十全大補湯を使用した五十二名では七五六日と大幅に上昇し、一・六三倍にもなることが発見された（図1）。

■図2　卵巣ガン患者が十全大補湯を服用した場合の生存期間

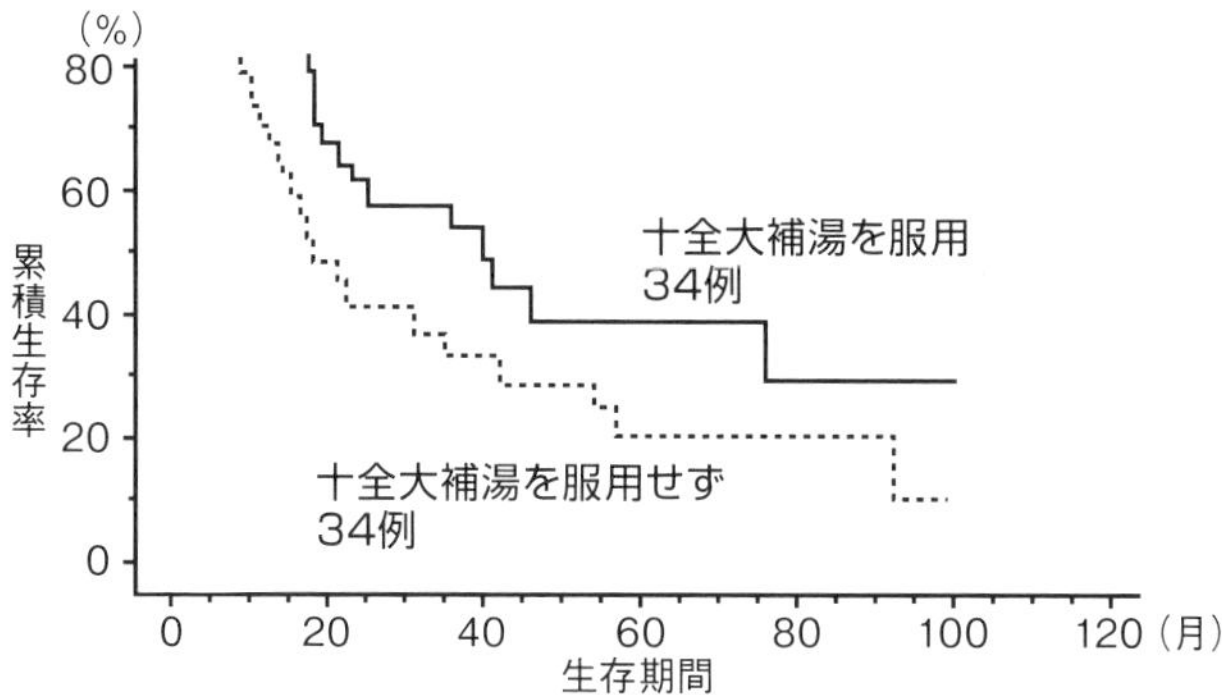

（文献⑨をもとに作成）

■図3　子宮頸ガン患者が十全大補湯を服用した場合の生存期間

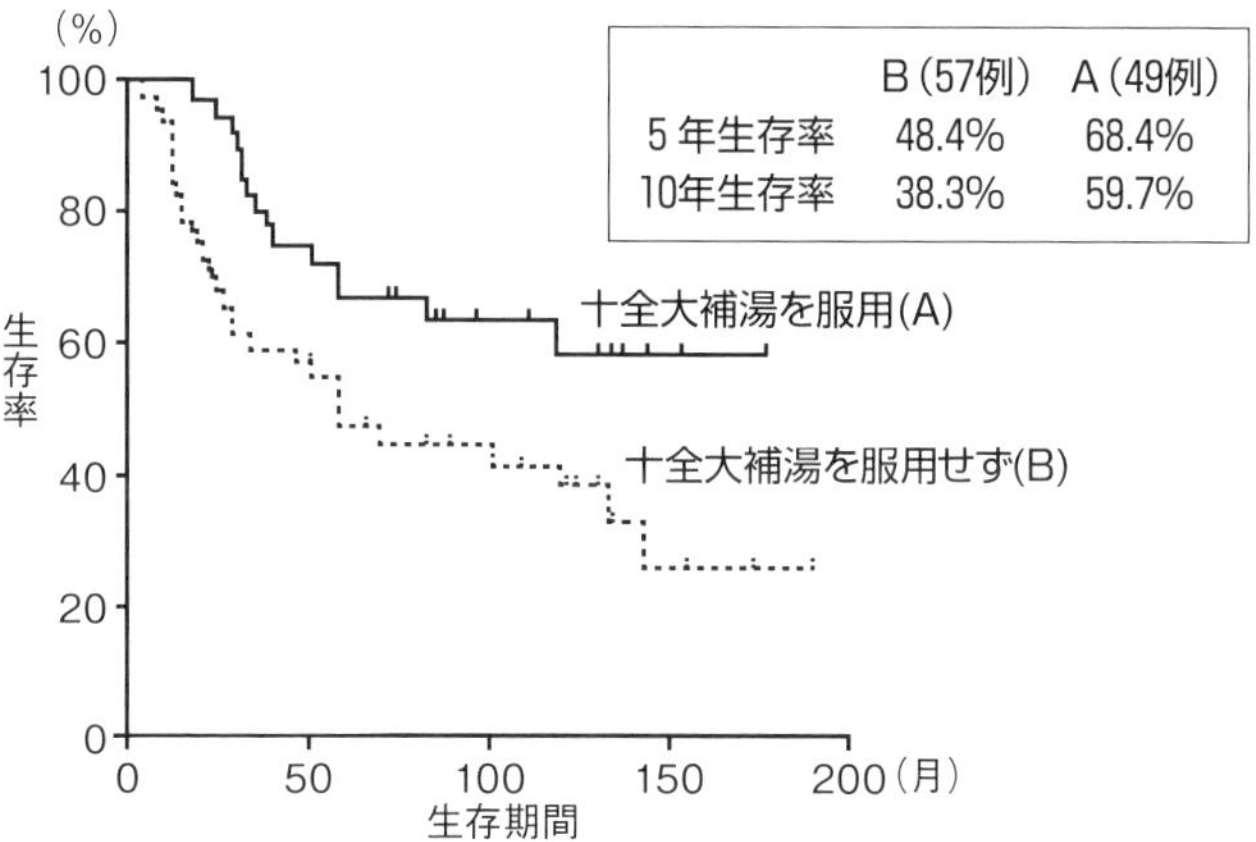

（文献⑨をもとに作成）

同じく卵巣ガンのステージⅡ～Ⅳの人々では、十全大補湯の使用群は八年三カ月後の全生存率が二・二五倍（図2）に、さらに子宮頸ガンのステージⅢbの場合も十二年半後の全生存率がやはり二・二五倍も良くなることが明らかにされている（図3）。

一方、徳島大学の発表によれば、子宮頸ガンのステージⅣ（末期）の人では、放射線療法に漢方を併用すると十五年後の生存率が八倍も改善するという結果もある（図4）。

九百年前に開発された薬が、現在の日本のガン医療でこれだけの「偉力」を発揮していることには、ただただ驚くばかりである。

■図4　漢方を使用した子宮頸ガン患者の生存率比較

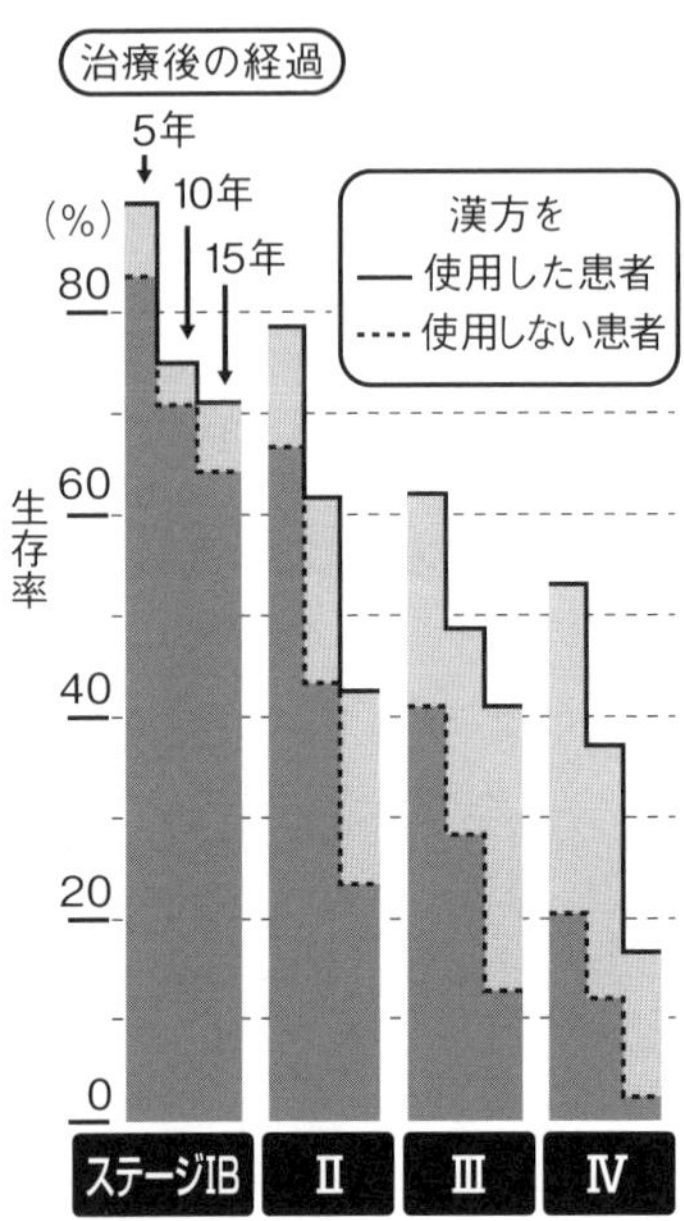

（文献⑤をもとに作成）

＊徳島大学医学部附属病院（現・徳島大学病院）で1978～98年の間に、放射線治療に漢方を併用した子宮頸ガン患者174人と、漢方治療を併用しなかった231人を比較。ステージ分類は、数字が大きいほど症状が重いことを示す。ステージⅢ、Ⅳは手術ができないほど進行している。

ところで、韓国政府の、四十歳以上、四千人を対象とした研究によると**高麗人参**を長期服用している人々は多くのガンを発病しにくくなり、特に胃ガンのリスクは〇・三三、肺ガンのリスクは〇・三〇になると発表されている。高麗人参は最も品質の良い「正官庄コウジン末」が健保適用にもなっている。

したがって、ガン治療中の方々は、**十全大補湯と高麗人参**をぜひ併用するよう、担当医に強く要求する必要がある。

前記のように、気力と体力が低下している「癌証」という病態は、ガンそのものに由来するものに加えて、もう一つ、標準治療の副作用によるものがある。漢方薬は、このガン標準治療の副作用や後遺症の軽減に効果的なことがあるので、二つだけ簡単に紹介しておこう。

1 手足のしびれやマヒなどの末梢神経障害

末梢神経障害の症状は、抗ガン剤の中でもタキサン系（タキソール・タキソテール）、白金系（シスプラチン、カルボプラチン、オキサリプラチン）、ビンカアルカロイド系（ビンクリスチン）で起こりやすいが、**抗ガン剤の使用の少し前からあらかじめ牛車腎気丸を服用し始めておく**と、末梢神経障害が起きにくいといわれ、痛みやしびれが強い場合は、附子の量を上乗せしてゆくのが効果的だとされている。

2 口内炎などの消化器症状

抗ガン剤や放射線の治療を受けている患者では、口内炎は比較的高頻度に見られる副作用で、この痛みのつらさと食欲低下、水分摂取の困難でＱＯＬ（生活の質）が著しく低下する。この対策としては、**「半夏瀉心湯うがい」**がときに効果的である。半夏瀉心湯一包を三〇㎖の湯に溶かし、何回かブクブクうがいをして口腔内粘膜に十分しみ込ませた後に飲み込む。辛い場合にはうがいだけでもよい。これを日に何度か行なう。

効果が不十分なら、半夏瀉心湯一包に**桔梗湯**（ききょうとう）を半包混ぜて十分うがいして飲む（吐き出してもよい）。また、悪心・嘔吐、食欲不振には**六君子湯**（りっくんしとう）が効果的である。その他、迷ったときは漢方専門医に相談しよう。

〔文献〕

①星野惠津夫『がん研有明病院で今起きている漢方によるがん治療の奇蹟』海竜社、二〇一三年
②星野惠津夫『症例から学ぶがんの漢方サポート』南山堂、二〇一五年

③星野恵津夫『漢方を駆使した統合医療によるがん治療の奇蹟』海竜社、二〇一六年
④丸山孝士『癌医療への漢方の寄与』篠原出版新社、二〇〇三年
⑤ *The Journal of Medical Investigation*, 2008, 55 (1-2).
⑥福田一典『オーダーメイドの漢方がん治療』コアラブックス、二〇〇五年
⑦上園保仁『長生きするがん治療』ワニブックス、二〇一五年
⑧佐々木一晃他「消化器癌と漢方」、「漢方と最新治療」vol.15 No.1、世論時報社、二〇〇六年

6　骨の中もガン細胞の温床だった……重要な骨密度検査

昼過ぎにホームズ診療所をのぞいてみた。

ホームズ先生は、昼休みに庭先で何か体操のようなことをやっている。つま先立ちで背伸びをして、踵(かかと)をストン……ストン……と落とすのを繰り返している。

「ホームズ先生、何してるんだい？」

「うん、これは『踵落とし体操』といってね、これを毎日三十回以上続けていると、全身の骨から健康に良いホルモンが分泌されて、全身の内臓が元気になるんだ」

「へえ、骨がホルモンを分泌するとは思わなかった」

「ところがね、ずる賢いガン細胞は、骨の中に入り込んで、そのホルモンまで栄養にしているんだよ」

「そりゃ大変だ。ガン細胞を骨から追い出さないと……」

ホームズノート

骨密度増加剤も活用しよう

近年、日本骨代謝学会や大阪大学などによる乳ガン・前立腺ガンなどについての報告で、ガンに罹患した比較的早期から骨髄転移が起こっている可能性が指摘されている。そして、骨髄に侵入したガンは、骨の中に豊富なインスリン様成長因子などのホルモンを吸収して、単に成長するだけでなく「上皮（じょうひ）・間葉（かんよう）転換」という変化を遂げて悪性度を増し、転移する力や抗ガン剤への抵抗性を獲得する。そして、再び血液中に流れ出し、全身あちこちの臓器へ転移していくと考えられている。

一方で、ビスホスホネート剤（骨粗鬆症治療薬、健保適用）の一種「ゾレドロン酸」には骨転移を抑制する効果と、骨以外に存在するガンの抑制効果や免疫増強作用もあるので、骨転移のある患者には三週間に一回投与することが望ましい。

また、明確な骨転移のない乳ガン患者の手術後のホルモン療法中に、このゾレドロン酸を半年に一回、三年間併用投与すると「無病生存率」（再発なしの生存期間）が三六％改善したという研究が、米国ガン学会で発表されている（二〇〇八年）。これも、微小骨転移による「上皮・間葉転換」が抑制された結果と考えられている（文献②）。

したがって、ガン治療中の人は、骨密度を測定して、ＹＡＭ（若年平均比較指数）八〇％未満と低めの人は、経口投与できるビスホスホネート剤を服用すれば、やはりガン治療のうえで同様の効果が期待できるに違いない。

［文献］
①米田俊之（インタビュー）「骨はがん細胞の温床かもしれない」」、「日経メディカル」二〇一一年九月
② Michael Gnant, et al., "Adjuvant endocrine therapy plus zoledronic acid in Premenopausal women with early-stage breast cancer", *Lancet Oncol*, 2011 July, vol.12.

7 医学界の〝埋蔵ダイヤ〟丸山ワクチンの真価

ホームズ診療所に、丸山ワクチンを使用しているという患者さんが見えている。

「ワトソン君、この方は一度医者に見放されたんだ」

「……私は十年前、胃ガンの末期で余命三カ月と言われました。娘が雑誌で丸山ワクチンのことを知りましたが、注射をしてくれる医師を探すのが大変でした」

ホームズ先生との付き合いはそれ以来だという。

「ワクチンを打ち始めて二カ月ほどすると、食欲が出てきました。その後はみるみる回復し、退院できるまでになったんです。ガンが消えたわけではないんですが……一年後に元の主治医に挨拶に行くと、『生きているのが不思議だ』って言われましたよ」

──まさしく〝生き証人〟だ！

「貴重な体験談を、ありがとうございます！」

「いやいや、ワクチン供給窓口に行けば、私のような人がたくさんいて珍しくもありませんよ」

ワクチン供給窓口は、日本医科大学の一カ所しかなく、長蛇の列ができることもあったというが、現在、二回目からは郵送で受け取ることもできる。それに、コロナ禍になって以降は、遠方の人も入手しやすいよう便宜が図られている。これだけ多くの人が恩恵を受けている薬が認可されないとは、将来〝二十一世紀の奇談〟なんて言われるはずだ。

「確かにすべてのケースに有効というわけではないが、有効事例が多いことも事実だし、副作用が報告されたこともない。これほどの治療法を選択肢から外すことは考えられないね」

ワクチンの作用機序の解明も進み、残るは政治的問題だけのようだ。

ホームズノート

体内のコラーゲン繊維を増殖させガンを包み込む

新薬が次々と登場する中で、三十年以上も使い続けられ、その真価がますます評価されている良薬がある。肝炎に対するウルソ、脳梗塞・心筋梗塞予防のアスピリン、そしてガンに対する丸山ワクチンである。

筆者自身、三十数年前からガン治療に丸山ワクチンを使ってきたが、中でも進行ガンの人々に驚くほどの効果があった。

ある主婦の方から筆者のもとへ思いがけない手紙が届いた。

「四十二歳のときに肺ガンの手術を受けましたが、ガンを取りきれず、あと三カ月の生命と言われました。わらにもすがる思いで先生のもとを訪れ、勧められるままに丸山ワクチンや自然治癒力を高める治療を続け、夢のように五年が過ぎ治療は終わりました。そして気がつけば今年で手術から十九年。日々元気で過ごしています……」

手紙には、可愛い孫たちに囲まれた写真が同封されていた。遠い記憶の向こうに忘れ去っていた人からの便りである。

思えば同じ頃に出会った、手術不能の腎ガンの主婦や進行性の胆道ガンのビジネスマンも、丸山ワクチンで奇跡的に回復し長期生存している。その後も私は丸山ワクチンを含む治療によって、進行ガンの回復例を多く経験してきた。**標準的な治療では治せない進行ガンの人々が、丸山ワクチンで驚異的な回復を得る可能性のあることは事実**なのである。

こうしたケースリポートだけでなく、その後本格的な臨床治療研究も実施され、進行ガンに対する丸山ワクチンの効果が証明されることになる。東海地区ＳＳＭ共同研究班（代表・中里博昭博士）によって行なわれた研究である。

研究は二十三の病院の協力のもとで、手術でガンを取りきれなかった胃ガン患者二三七名を対象に、化学療法剤のみの治療（Ａグループ）と丸山ワクチン併用治療（Ｂグループ）の二群に分けて、四年二カ月にわたって生存率を比較した。その結果、ワクチンを併用したグループは化学療法剤のみのグループよりも二三％も高い生存率を示したのである（図1）。

では、なぜ丸山ワクチンはガンに効果があるのだろうか？　丸山ワクチンは、丸山千里博士（日本医科大学名誉教授、故人）によって開発された結核菌の無毒化抽出物質を、一日おきに（月水金のように定期化しても可）皮下注射する方法である。当初から同ワクチンによって体内の免疫システムが活性化され、ガン治癒力を高めることが明らかとなっていた。

■図1　根治手術不能の胃ガン患者の生存曲線

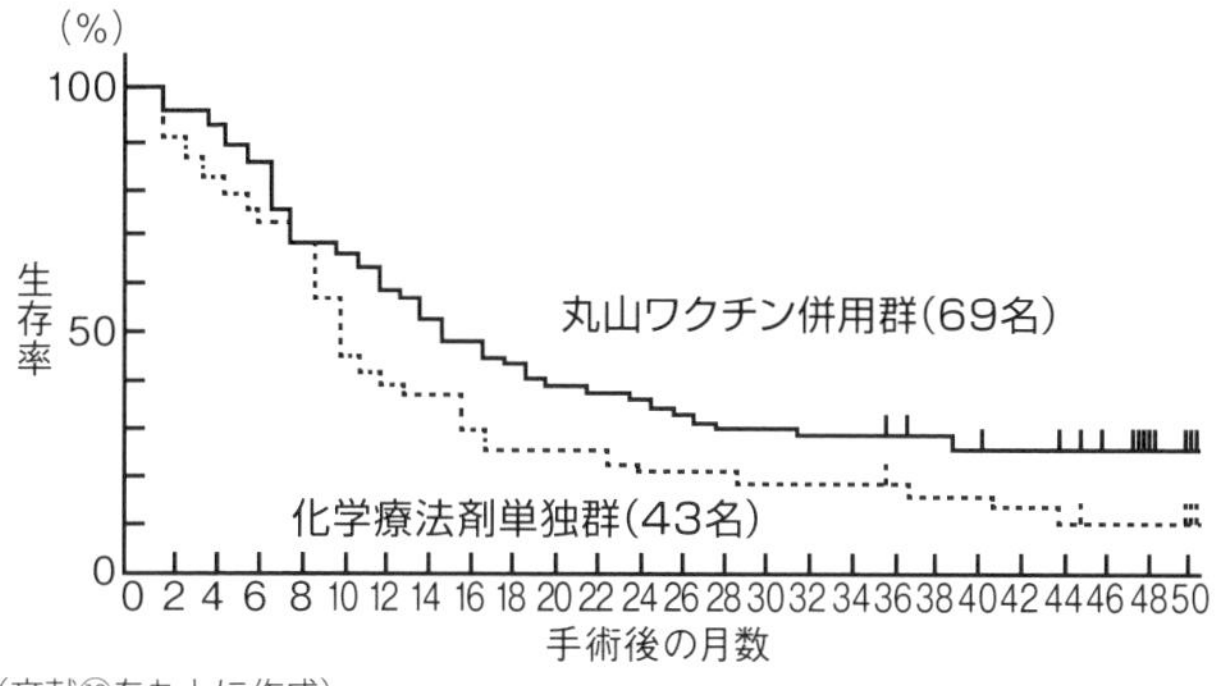

（文献⑬をもとに作成）

> 丸山ワクチンは、①副作用がない、②延命効果が高い、③自覚症状（痛みなど）が解消する、④ガンが縮小・消失するなどの特長をもち、また悪性ガン・末期ガンにも多数の回復例がある。

その後、病理学者の木本哲夫博士（川崎医科大学名誉教授、故人）の研究によって、同ワクチンは体内のコラーゲン繊維を増殖させ、ガンを包囲し閉じ込めていく形で、治癒を促進する作用のあることが明らかとなった。いわば**体内にコラーゲンによる〝万里の長城〟をつくることによってガンを制圧する**方法なのである（次ページの写真）。木本博士の研究は海外の医学雑誌に発表され、「ガン治癒のコラーゲン学説」として国際的にも高い評価を受けている。

コラーゲン増殖作用をさらに増強させるためには、ビタミンC原末（一〇〇％）（健保適用）の併用とコラーゲンサプリの併用が一層効果的とされている。

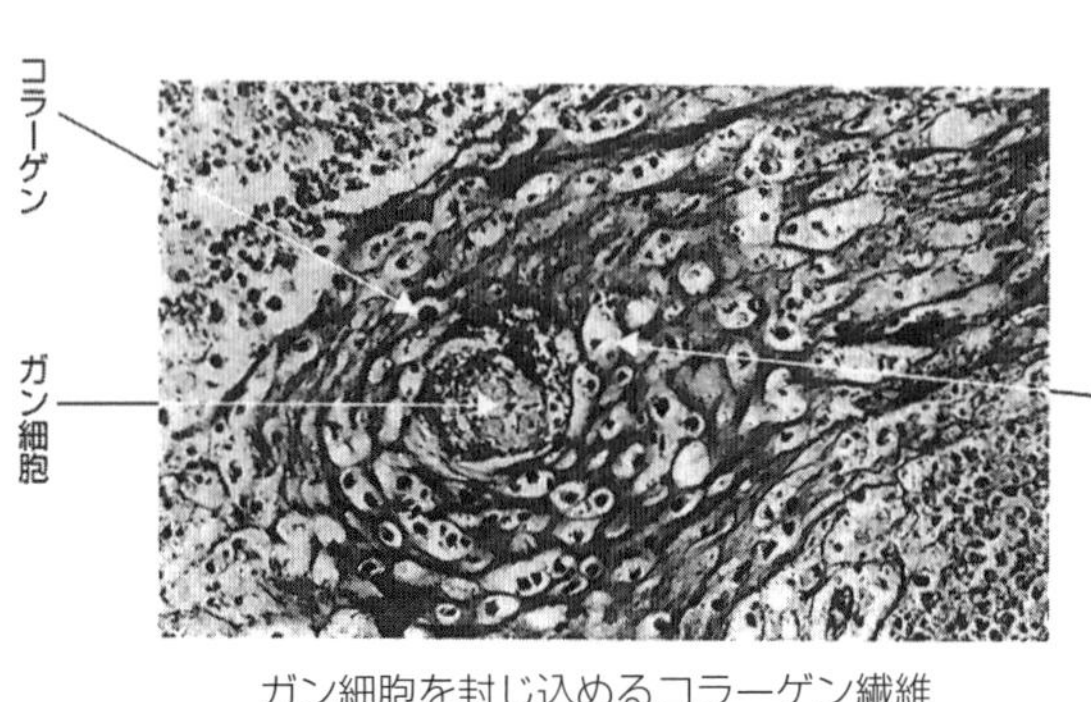

ガン細胞を封じ込めるコラーゲン繊維
（文献⑭より。矢印説明は筆者）

二〇〇六年に日本医科大学から発表された報告によると、その直前二年間に丸山ワクチン使用中の人々のうち、胃ガンの転移ガンにかかわらず十年以上生存中の人が一二六名、同じく大腸ガンで十年以上（最長三十三年）健在の人が一六二名いるという、驚くべき臨床データが明らかとなっている。おそらくコラーゲンがガンを包み込み、増殖を防いで長生きを可能にしたものと考えられる（文献②）。

二〇〇七年には、静岡がんセンターの亀谷徹博士が、**末期の胃・肝・肺ガンでも劇的効果が見られ生還した**事例があり、特にステージⅣの末期肺ガンでも三年以上長期生存している例が四十九例もあることを指摘し、標準治療だけでは得られない優れた効果が期待できる、と述べている。

また、同博士は進行胃ガンで化学療法単独での一年生存率は一・三％だが、それに丸山ワクチンを併用すると二八・〇％に大幅上昇（約二十一・五倍）するというデータを紹介している（文献④）。

■図2　ガン細胞が樹状細胞を弱体化する仕組み

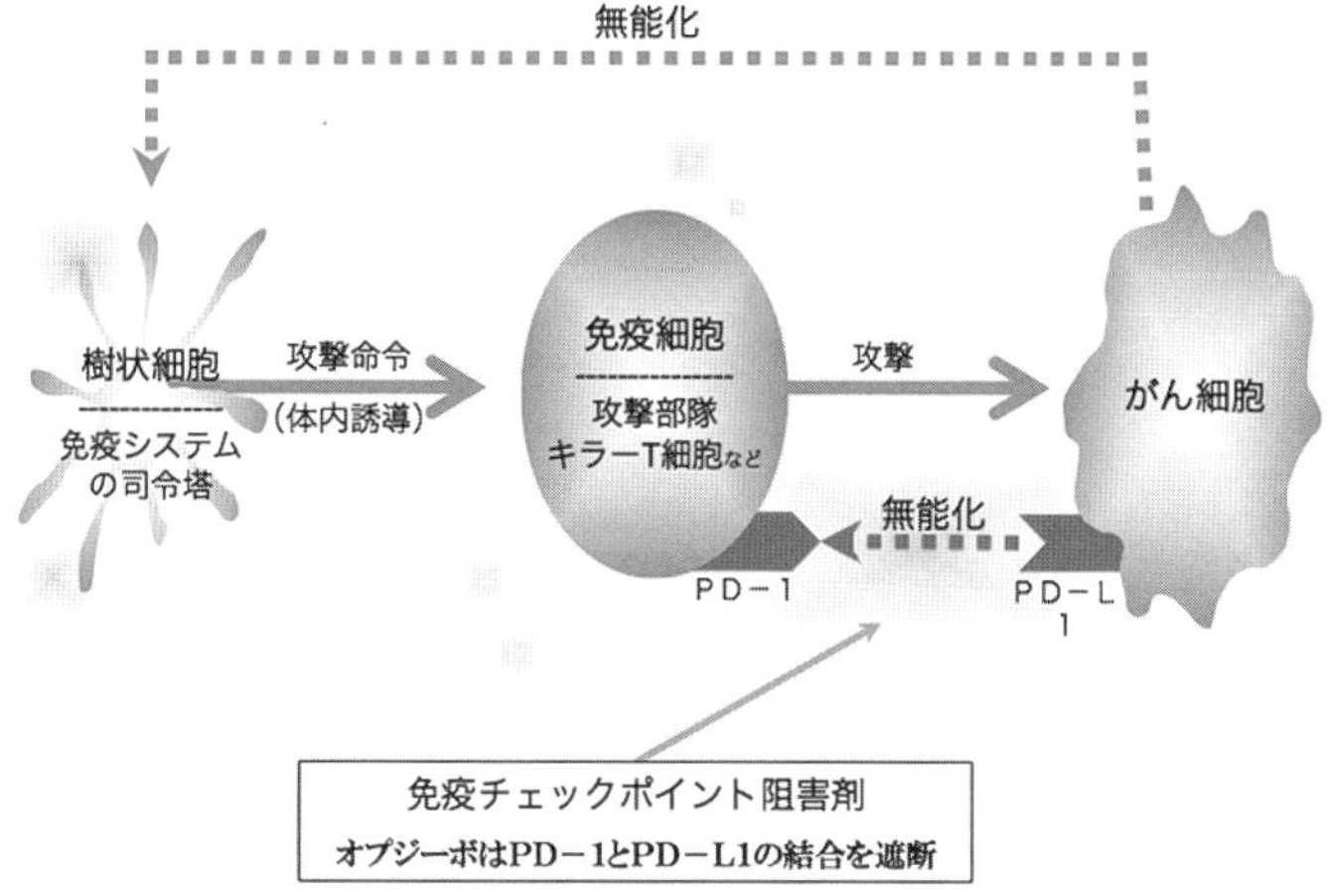

（文献⑫をもとに作成）

高橋秀美名誉教授（日本医科大学、微生物学・免疫学）の最新の免疫学的研究によって、丸山ワクチンは樹状細胞を活性化することが明らかにされた。樹状細胞というのは、キラーT細胞に向けてガンへの攻撃・破壊を発動させる指令部のような存在である。ところが、ガン細胞はまずこの樹状細胞に作用して、不活性化させることで、攻撃をまぬがれ増殖していく（図2）。丸山ワクチンはこの不活性化された樹状細胞を再活性化させることで、ガンへの攻撃・破壊力を高めることが明らかとなっている（図3、文献⑪）。

木本博士（前出）は、丸山ワクチンの投与量が多いほどコラーゲン増殖作用が増加し、治療が一層効果的になると述べている。ワク

■図3　丸山ワクチンが樹状細胞を正常化する仕組み

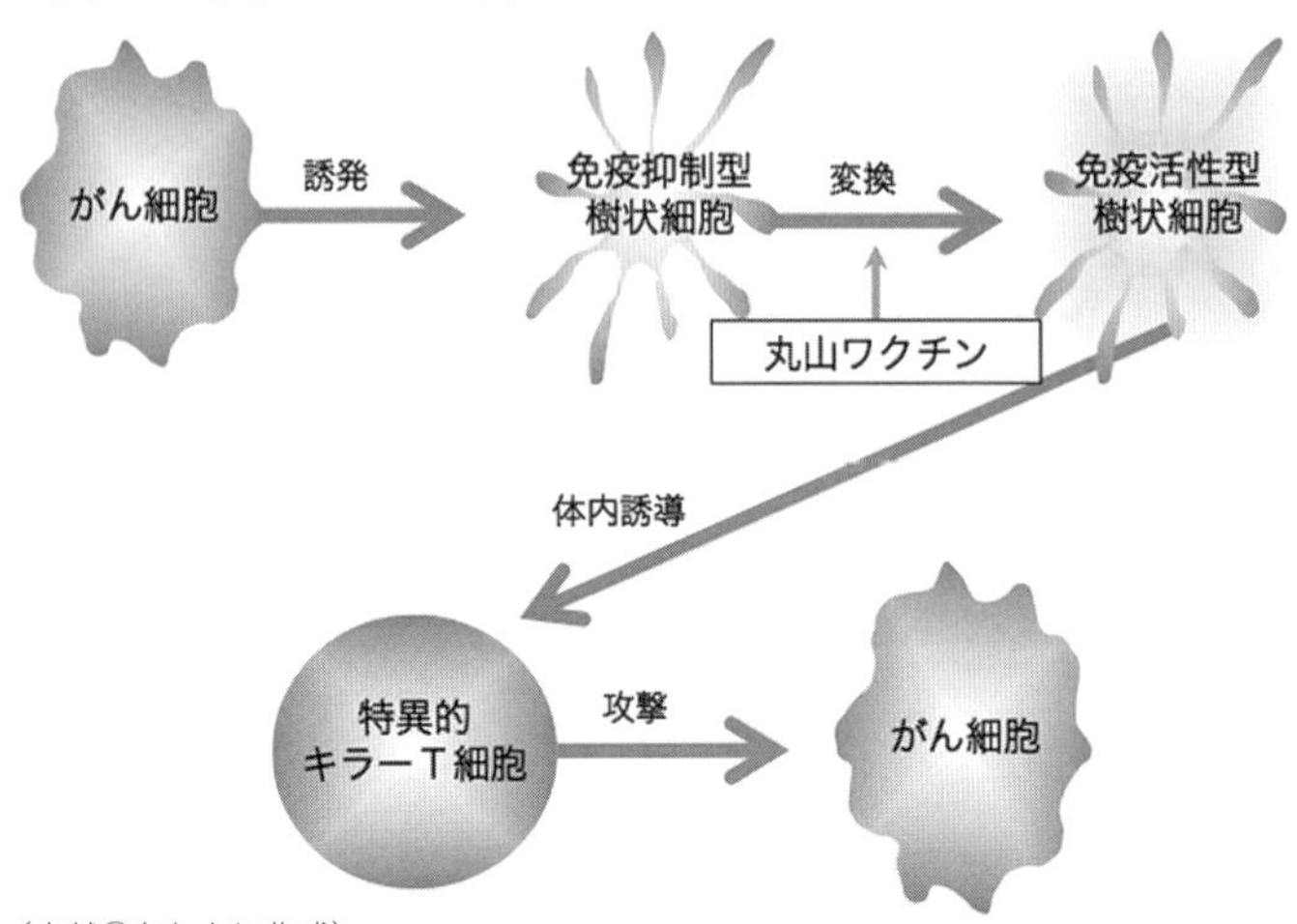

（文献⑪をもとに作成）

チンにはA・Bの二種類があって、標準的投与法はA・Bを交互に隔日投与する。つまり、A投与日、休日、B投与日、休日、A投与日……を繰り返すわけである。しかし、AはBの十倍濃厚液なので、木本博士はA単独を毎日投与すればA・B方式の約四倍のコラーゲン増殖効果が期待できるとして、この方式を推奨している。日本医科大学でも有償治験薬としてこの分量まで供給されている。

A単独を毎日投与すれば、樹状細胞の活性化効果も、やはり四倍になると考えられ、四×四＝十六の〝一石一六鳥〟の効果が期待できると考えられる。

丸山ワクチンは免疫抑制など抗ガン剤がもつような有害な副作用はまったくないうえ、

一方で良い付随効果が多く確認されている。風邪をひきにくくなった、皮膚の色つやが良くなった、白髪の人が生え際から黒くなってきた――など、一種の若返り現象と思われる嬉しい効果である。

日本で開発されたこのようなガンの良薬が、医薬品としていまだに認可されていない現実は、ガン医療の大きな欠陥であり、私たちは非常に残念に思っている。私たちだけではなく、その本当の効果を知る多くの医師や患者さんはみな同じ思いのはずである。

医薬品として認可されない理由として、有力国立大学を中心とするガン研究の学閥の影響や、抗ガン剤で利益をあげている大手製薬メーカーの圧力などのあることが語られている。

ところが丸山ワクチンの効果が公にまったく評価されていないかといえば、そうではない。すでに丸山ワクチンの原液（Aの十倍液）の注射液が、放射線療法中の白血球減少治療薬（商品名：アンサー）として認可され、健保適用になっているのだ。このことは、一部の心ない医師らによる「（丸山ワクチンは）単なる水だ」という批判がまったく的外れであることを物語っている。しかしながら、このアンサーは放射線療法中しか使えないので、せいぜい二十〜三十日に限られるし、本来のガン治療薬としては使えない。

そのような現状ではあるが、**丸山ワクチンを希望するガン闘病中の方は、「有償治験薬」**

という形で日本医大から供給を受けることができるのは実に幸いなことである。

ガンのさまざまな弱点をつく作用の違う方法を集めた「ソラリア療法」の多角的方法と組み合わせて投与することによって、丸山ワクチンの真価はいっそう発揮されるに違いない。

丸山ワクチンは有償治験薬として日本医科大学で供給されている。医師の「治験承諾書」を持参（ご家族でも可）すれば、二十回分（隔日投与なので四十日分）が九千円で入手できる。その後は郵送で注文可能となる。期間は、担当医がガン治癒と判定するまで継続することが望ましい。

［文献］

①亀谷徹「学術文献からみた丸山ワクチンの軌跡と展望」、NPO法人丸山ワクチンとがんを考える会第三回講演会、二〇〇七年四月七日

②「丸山ワクチン十年以上使用の進行胃癌症例の報告」、「日本医事新報」二〇〇六年七月二十二日。「丸山ワクチン十年以上使用の進行大腸癌症例の報告」、「日本医事新報」二〇〇六年十二月三十日

③「丸山ワクチンでガンから生還した一〇七四人の記録」、「日刊ゲンダイ」一九九二年一月

④木本哲夫「もう一つのがん治癒機転、癌が『巌』になるとき——がん瘢痕化への病理学的意味」、「川崎医学会誌　一般教養篇」二十巻、一九九四年

⑤『丸山ワクチン』の驚異」、「ゆほびか」一九九七年十二月号、マキノ出版
⑥「丸山ワクチンはなぜ『認可』されなかったのか」(上・下)、「週刊新潮」二〇〇一年一月四日号・十一月十八日号
⑦飯田和美・平井俊之「話題　癌との共存」、「日医大誌」六十六巻六号、日本医科大学医学会、一九九九年
⑧丸山千里『それからの丸山ワクチン』KKベストセラーズ、一九八六年
⑨井口民樹・丸山茂雄『今こそ丸山ワクチンを!』KKベストセラーズ、二〇一二年
⑩「丸山ワクチンはやはり『がん患者』に光明」、「サンデー毎日」二〇一六年六月五日号~七月三日号(五回連載)
⑪「がん免疫療法不都合な真実」、「サンデー毎日」二〇一八年十二月九日号~二〇一九年二月三日号(八回連載)
⑫「丸山ワクチンの真実」、「サンデー毎日」二〇二〇年二月二日号~二月十六日号(三回連載)
⑬「基礎と臨床」十七巻一号、ライフサイエンス出版、一九八三年一月
⑭木本哲夫「人型結核菌体抽出多糖体成分(S.S.M.:丸山ワクチン)の抗癌作用に関する研究」、「川崎医学会誌」十一巻一号、一九八五年

8 女性のガン手術日には〝大安〟の日と〝仏滅〟の日あり

ホームズ先生、なぜかカレンダーとにらめっこしている。

「患者さんの手術の口取りを考えているんだ。やはり〝お日柄〟の良い日がいいからね！」

「えっ⁉……」

「女性の月経周期というのを知ってるよね、ワトソン君？」

「約二十八日周期のため、月の満ち欠けに関係があると考えられていたとも聞いたけど……」

「月経周期の前半を『卵胞期』、排卵後の後半を『黄体期』というのだが、乳ガン手術は、卵胞期より黄体期に行なった方が術後の経過が格段に良いんだ」

「それは不思議だね。なぜだろう?」

「女性ホルモンは、エストロゲンとプロゲステロンの二種類があって、卵胞期にはエストロゲン分泌が増え、黄体期にはプロゲステロン分泌が増えるんだ」

「エストロゲンは、ガン細胞の増殖を促進すると聞いたことがあるけど」

「そこにカギがありそうだ。黄体期は、エストロゲンよりプロゲステロンの分泌量の方が優(まさ)っていて、そのためエストロゲンの作用が抑えられるのではないだろうか。しかも、黄体期は、ナチュラルキラー細胞が活性化して免疫能が高まる時期でもある。手術日は、こういうことも考慮したいものだ」

「先生は、手術日の〝大安日〟を探していたんだね!」

ホームズノート

再発率の低い〝大安日〟と〝仏滅日〟の見分け方

女性の乳ガンの手術日には生存率の良くなる〝大安日〟と、悪くなる〝仏滅の日〟があるらしいことが英国の研究でわかってきた。女性の性周期には卵胞期と黄体期があるが、Z・

シード博士（カナダ）の研究によると、乳ガン手術を受けた九十六人のうち、十年後も再発がなく生存しているのは、卵胞期に手術を受けた人では四〇％、黄体期の人では七二％であり、明らかに黄体期が〝大安〟の時期だといえる（文献①）。

別の研究者イアン・フェンティマン博士（英国）らは、やはり乳ガンの手術を受けた一一二人について、卵胞期の手術で十年生存率四五％、黄体期で七五％と、シード博士の報告とほぼ同じ結果となったことを発表している（文献④）。

なぜこのような現象が起きるかについては、二つの要因が考えられている。一つは卵胞期には、女性ホルモンのエストロゲンが多く分泌されており、それが乳ガン細胞を刺激して活発化させること。もう一つの要因は、卵胞期には免疫能が低下するため、手術後の再発率が高くなるということだ。

事実、英国の研究によると、卵胞期にはＮＫ細胞の活性が低下するが、黄体期にはそれが回復することが明らかとなっている。したがって、**乳ガンだけでなくすべてのガンについて、閉経前の女性は黄体期に手術を受けた方が再発率が大幅に低くなる**と考えられる。ところが、わが国ではこの点をまったく考慮せずに手術日が決定されている。その結果、卵胞期に手術を受けた女性は黄体期の人に比べ**十年後の死亡率が二倍**にも増加することになる（左上の

■乳ガン手術の手術時期による術後の経過の違い

▶患者数：96　調査時期：1975〜85年（10年追跡）

	手術時期	10年後無再発生存率
月経周期	1〜12日（卵胞期）	40%
	12日目以降（黄体期）	72%

（文献①をもとに作成）

▶患者数：112　調査時期：1975〜85年（10年追跡）

	手術時期	10年生存率
月経周期	3〜12日（主に卵胞期）	45%
	1〜2日及び13〜32日（主に黄体期）	75%

（文献④をもとに作成）

表）。

女性のホルモン周期をまったく考慮しない手術が続けられていることによって、これまで大量の女性ガン難民が生み出され、今後もそれが続くかと思えば、ただただ慄然とせざるをえない。日本のすべての外科医師が、この点を考慮して手術日を決めるように、政府による行政指導が早急に行なわれる必要がある。

医師で作家の故・渡辺淳一氏も、エッセイ集『あとの祭り　恋愛は革命』（新潮社、二〇〇七年）の中でこの問題に触れ、「私は手術日は何日頃にお願いしたい」と患者側から提案する必要性を指摘する。

閉経前のすべての女性の方は、手術後の〝あとの祭り〟とならないよう、手術日の選択が絶対に必要である。そのためには、**生理終了後十二日目以降、次の生理開始までの期間（黄体期＝大安日）に手術日を選ぶ**ことである。生理不順の人や、子宮摘出を受けたためそれを特定しがたい人は、血液検査で女性ホルモンレベルを測定すれば、大安の日の判定が可能である。

こういう事実をまったく無視して手術日が決められているところも、ガン医療の構造的欠陥といわなければならない。

乳ガンといえば、手術後などに最もよく使われるホルモン療法剤にタモキシフェン（商品名：ノルバデックス）があるが、このクスリはＣＹＰ２Ｄ６（シップ・ツー・ディー・シックス）という酵素の働きが正常な人にしか効果がなく、働きが弱い人、まったくない人と比べると、五年間飲んだ場合の再発率に大差のあることが判明している。日本の女性でこの酵素の働きが正常な人はたった五三％にすぎないのだ。

がん診療連携拠点病院などでは事前にこの検査をしないので、大半の人は効果の乏しいタモキシフェンを五年間も無駄に飲み続け、乳ガンの再発リスクを低減させせないばかりではなく、子宮内膜ガン（二・一倍）、血栓症（一・九倍）、肺塞栓（二・七倍）などの重大な副作用の発現の危険性を高めている。

ＣＹＰ２Ｄ６が低活性の患者に対するタモキシフェン投与の是非の議論に関連して、二〇二〇年に国立がん研究センター及び慶応大学が、一般に質が高いとされる臨床試験での研究結果を報告した。それによるとＣＹＰ２Ｄ６が低活性の患者を対象に、タモキシフェンの標準量投与群と二倍量投与群に分けて六カ月後の無増悪生存率（ガンが進行せず安定した状態でいる患者の割合）を比較したところ、有意差がない結果が得られたという。

そこから、ＣＹＰ２Ｄ６活性の高低によるタモキシフェン投与量の個別化は不要、つまり投与を倍量にしても結果は同じだから、タモキシフェンの投与量の再検討（当然中止も含む）は必要ないのだと結論づけている。これだと、タモキシフェン自体、従来通りの使い方で問題ない（他のホルモン剤などへの変更も考慮するに及ばない）と解釈できて、それとなくタモキシフェンを擁護する姿勢がうかがえる。

しかし、標準量投与でも二倍量投与でも差がないのであれば、ＣＹＰ２Ｄ６が低活性の患者に対するタモキシフェンの投与自体にそもそも意味があるのか、あるいは他のホルモン剤への変更も検討すべきではないか、と併せて考えるのが妥当ではないだろうか。

やはり、標準治療の信奉者の多くは統計学的に見栄えするデータ（学術的な業績）の作成や標準治療の遵守ばかりに関心が向きがちで、個々の患者の固有の回復や意義ある（ＱＯＬの高い）延命など、彼らにとっては二の次なのかと思えてしまうのだ。
もし、タモキシフェンを使うと言われたら、ＣＹＰ２Ｄ６活性の検査をするよう頼むか、できないと言われたら、別のホルモン剤を処方してもらう必要がある。

〔文献〕

①Z. Saad, et al., "Timing of surgery in relation to the menstrual cycle in premenopausal women with operable breast cancer", *BJS*, 1994 Feb.

②「乳癌手術は黄体期に行うのがベスト」、「Medical Tribune」一九九四年三月十日

③「手術時期が長期予後を存在」、「Medical Tribune」二〇〇〇年二月十七日

④I. Fentiman, et al., "Survival of premenopausal breast carcinoma patients in relation to menstrual cycle timing of surgery and estrogen receptor/progesterone receptor status of the primary tumor", *Cancer*, 1999 Nov.

⑤渡辺淳一『あとの祭り 恋愛は革命』新潮社、二〇〇七年

⑥久保田隆廣・千葉寛・伊賀立二「ＣＹＰ２Ｃ１９、ＣＹＰ２Ｄ６、およびＣＹＰ２Ｃ９の遺伝子多型

と人種差」、「薬物動態」十六巻二号、二〇〇一年

⑦ Kenji Tamura, et al. CYP2D6 Genotype-Guided Tamoxifen Dosing in Hormone Receptor-Positive Metastatic Breast Cancer (TARGET-1) : A Randomized, Open-Label, Phase II Study, *J Clin Oncol*, 2020 Feb, 38 (6).

9 ガン細胞は実は〝甘党〟だった……
血糖値高めの人は対策を

ホームズ先生、また何か新しい情報を入手したようだ。

「ワトソン君、このデータを見てごらん」

と言って、「糖尿病と癌死亡との関連」というレポートを見せてくれた。

「これは、糖尿病があるとガン死亡率が高くなる、という意味だろうか？」

「そういうことを示唆しているね。もっと明らかなデータもあるんだ」

と、今度は、血糖値レベルとガン死亡率の関連を示すグラフを見せてくれた。

ガンと糖尿病の関連が、これほど強いとは、驚きだ！

「そう言われてみると、肥満・運動不足・高脂肪食など、ガンと糖尿病の危険因子は共通しているね？」

「よく気がついた。おそらく、以前は糖尿病患者の寿命が短かったので、ガンとの関係に気づかなかったのだろう」

やはり、ガンと糖尿病が関連していることは確定的のようだ……ここで、少し心配なことに気づいた。

「それなら、ガン闘病中の人は、糖尿病に対する注意が大切、ということになるね」

と言うと、ホームズ先生の顔つきは暗くなり、

「ところが、標準治療ではそれがまったく無視されているんだ！」

あ～、またしても！

ホームズノート

ガン抑制効果もある糖尿病薬メトホルミン

糖尿病予備軍の人々はガンになりやすい。糖尿病のコントロールが悪いほどガン死亡率が高い――という事実が、最近の大規模調査で明らかになっている。つまり、ＨｂＡ１ｃ（ヘ

モグロビン・エー・ワン・シー：最近一カ月間の血糖値の平均レベル）とガン死亡率は比例関係にあるのである（図１）。

なぜこのような現象が起きるのだろうか？　それはＰＥＴ検査（全身のガンの所在を検知する画像診断）の原理を考えると容易に理解できる。この検査では放射性同位元素を結合したブドウ糖を静脈注射して、九十分後に装置で撮影すると、ブドウ糖がいち早くガン組織に吸収されるため、そこが特別な色で写し出される。つまり、ガン組織は正常組織よりも素早く大量の糖を吸収して栄養にしていることがわかる。

■図１　HbA1cレベルとガン死亡の相対危険度

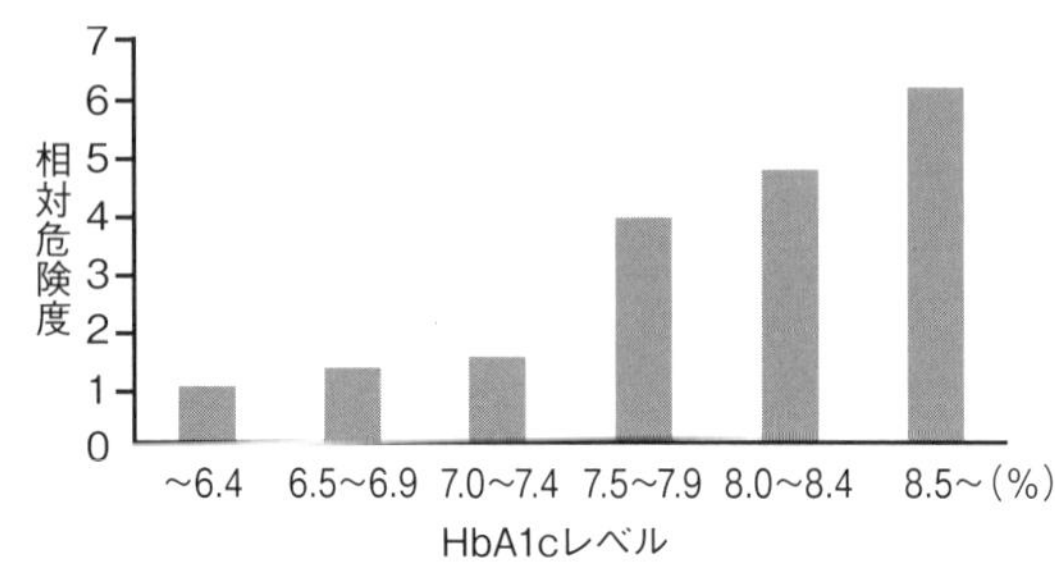

（文献①をもとに作成）

したがって、血糖値の平均レベルが高いほどガンに余分の栄養を与えているのである。ガンの予防上も治療上も、糖尿病の人も予備群も十分な治療対策が必要な理由がここにある。

関西の超有名国立大学病院で恐るべき事例があった。ある女性は四十七歳のとき、この病院で乳ガンの乳房温存手術と放射線療法を受けた。その後治療はなく経過観察だけが続き、四年後に多発性肺転移が発見される。その後二年間は抗ガン剤とホルモン療法を受けるも病状は悪化。その頃の検査でＨｂＡ１ｃ八・〇（正常値は六・二以下、高いほどガン死亡率増加）であったが、無視され、翌年別のクリニックでＨｂＡ１ｃ九・四ですでに糖尿病性腎症を発症していると診断された。その三カ月後に脳転移を発見され入院となって、その後死亡した。

これら数値のレベルから考えると、乳ガン発病時すでに糖尿病もあったと推定され、そのときから七年間その治療がまったく行なわれなかったことが、ガン悪化・死亡の重要な要因となったものと思われる。

このように、多くの人が無条件に信用して治療を受けている有名病院で、糖尿病を無視したガン治療がごく日常的なこととして行なわれていることがうかがわれる。これらのガン医療現場では、大量の「糖尿病ガン難民」が生み出されているのである。

こうした現状を踏まえ、ガン闘病中の方々には糖尿病の有無に十分気をつけていただきたい。その判断のための一番簡単な検査は、少量の採血でできるＨｂＡ１ｃの測定である。これを六・〇未満に維持することが、ガン治療上重要だ。

■図2　メトホルミン使用の有無によるガン患者の生存率の違い

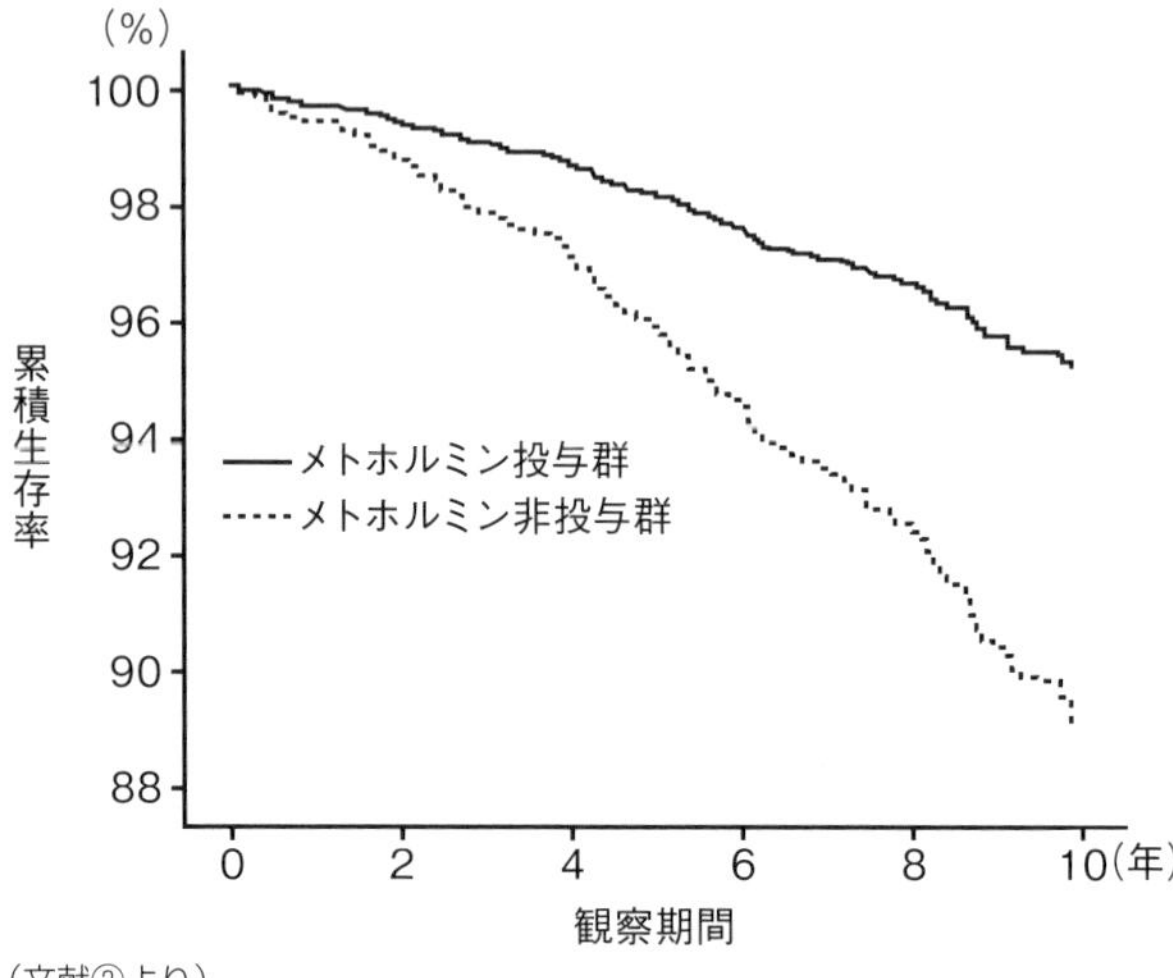

(文献②より)

糖尿病といえば、一般にメタボな体型の人がなる病気とされがちだが、実はスリムな人にも結構多いのである。日本人に特に多いとされる、遺伝的に膵臓(すいぞう)からのインスリン分泌能が低下している人々である。

余談になるが、闘病中の人から「糖分がガンの栄養になるのなら、甘い物は食べない方が良いのですか？」と質問されることがある。それへの回答は「いえ、あなたが糖尿病でなければ甘い物を食べても、それに応じて必要なだけインスリンが分泌され、血糖値をコントロールしているから、余分の糖がガンの方へ供給されることはありません」というものになる。

ところで、**ガン抑制効果のある、ただ一**

つの糖尿病薬があるのをご存じだろうか？　ガン治療中の糖尿病の人は、この薬を第一選択として、それを十分量使用してもＨｂＡ１ｃが六・〇未満に達しない場合、他の糖尿病薬を追加するのがベストである。

その薬の名前は「**メトホルミン**」（商品名：メトグルコなど）である。低血糖などの副作用も少ない薬なので安心して使える（健保適用）。図２のように、この薬を使っているガン患者の十年後の生存率は四・四倍も良くなるという優れものの薬だ。

食べ物といえば、糖尿病の人には甘い物は禁物だが、ガン闘病中の人すべてに禁忌の食品をご存じだろうか？　それは**ヨーグルトはじめ乳製品すべて**である。これには「インスリン様成長因子（ＩＧＦ－１）」と呼ばれるガン細胞を増殖させる因子が含まれているからである（第１章５参照）。

［文献］

①「日経メディカル」二〇〇五年九月
② GWD Landman, et al., "Metformin associated with lower cancer mortality in Type 2 diabetes", *Diabetes Care,* 2010 Feb, 33 (2).

10 「腹膜播種」も根治の可能性あり

診療の合間をみて、診療室をのぞいてみた。

診療室に座ったホームズ先生のうしろの棚には、大きな腹話術用の人形が飾られていて、こちらをにらみつけている。思わず笑ってしまう。

「さっき君とすれ違って帰られた五十代の男性はね、大腸ガンの手術後、『腹膜播種（ふくまくはしゅ）』と診断されて、がん診療連携拠点病院で、治療は抗ガン剤点滴しかなくて余命一年と言われていたんだ」

「腹膜播種って、聞きなれない言葉だね」

「これはね、胃や大腸、卵巣などのガンが、腹膜全体に散らばり広がった状態だ。標準治療では根治法がないとされている」

「でも、さっきの人ずいぶん元気そうだったよ」

「それはね、腹膜播種の根治法を研究・実践しているドクターによる治療を受けて、播種を全部退治してもらったからなんだ。僕のところには、再発予防の温熱療法と経過観察のため時々来られるんだが、もう五年過ぎたので、完治といっていいね」

ああ、またも、この治療法が実施されていないという標準治療の構造的欠陥が語られるのだった。

ホームズノート

腹腔内化学療法後、腹膜の大掃除

腹膜播種を根治する方法の研究が国際的に盛んに行なわれている。「腹膜播種治療支援機構」という研究団体があり、米国、ヨーロッパ、ロシア、韓国、台湾、中国などの多くの医師による協同研究が実施されている。日本からも米村豊先生（草津総合病院）はじめ、静岡がんセンター、自治医科大学、さいたま医療センターなど十一病院の医師が参加して、この

■腹膜播種専門外来がある主な医療機関

埼玉県	自治医科大学附属さいたま医療センター
富山県	富山大学附属病院
石川県	金沢大学附属病院
福井県	福井大学医学部附属病院
静岡県	池田病院外科
三重県	三重大学医学部附属病院
滋賀県	草津総合病院腹膜播種科
大阪府	岸和田徳洲会病院腹膜播種センター
大阪府	市立岸和田市民病院

治療法に取り組み、成果をあげている。

実際の方法は、腹壁に腹腔ポートという注入口を造設し、そこから抗ガン剤を腹膜に向け直接注入する。

通常の静脈からの抗ガン剤点滴だと、腹膜に達するときには濃度が薄くなり効果が乏しいだけでなく、血管を通じて全身をめぐるため、副作用が強く出てしまう。その一方、直接注入の場合は**高濃度の抗ガン剤が腹膜に直接作用するため効果が非常に高く、しかも血管に入らないため副作用も軽微**だという優れた治療法である。

この腹腔内化学療法を数回行ない、腹膜播種が大幅に縮小した頃に、開腹して、残存した播種をすべて取り除く手術を実施。これによって根治の可能性が非常に高くなる。

対象は胃・大腸・卵巣・子宮・膵(すい)・胆管・胆のう・乳腺・小腸・腹膜中皮腫などのガンで、健保適用で受けることができる。

このように優れた方法なのに、がん診療連携拠点病院などではほとんど行なわれていないことも、ガン標準治療の構造的欠陥の一つというべきである。
もし、腹膜播種と診断されたときは、失望している場合ではなく、一刻も早くその専門医のところへ相談に行く必要がある。

〔文献〕

①星野恵津夫『がんに効く最強の統合医療』マキノ出版、二〇一七年
②米村豊『腹膜播種の治癒をめざす包括的治療』NPO法人腹膜播種治療支援機構、二〇一九年

11 膵ガン退治のあの手この手

きょうは、僕の友人が病気になったので、ホームズ診療所に相談に来た。

「ホームズ先生、僕の友人が膵ガンになってね。これはなかなか手強い病気らしいので、心配してるんだよ」

「膵ガンは標準治療で根治の可能性があるのは手術しかないが、進んだ治療法としては陽子線・重粒子線などの放射線療法がある。手術不能とされているステージⅣａ（ガンが膵周囲に広がっている）の場合には、ナノ・ナイフ療法がある」

「ナノ・ナイフ？　これも初耳だ」

「この方法は膵臓周辺に金属コードを刺し入れて、微量の電流を流して周囲のガンを消滅させて、本体のガンを手術可能な状態にもってゆく」

「これもすごい発明だね」

「ちょっと変わったところではね、台湾にしか生息していない『ベニクスノキタケ』を摂取した臨床試験で、膵ガン・肺ガンなどいくつかのガンに短期間で効果があるとのデータが出ていて、近いうちに米国ＦＤＡ（食品医薬品衛生局）に使用申請が行なわれる予定といわれている」

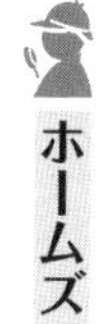

ホームズノート

手ごわい膵ガンも根治を目指せる

比較的「難治ガン」とされている膵ガンについて、根治を目指した治療法を段階的に説明してみよう。

ステージⅠ〜Ⅲで発見された場合の、最初の治療は手術である。「手術前化学療法」（ガンを小さくして手術の成功率を高める抗ガン剤投与）や「補助化学療法」（手術後の再発予防のための抗ガン剤投与）を行なう場合も多いが、これはぜひ受けた方がよい。

抗ガン剤投与中は、その効果が大幅に良くなる「温熱療法」（第2章1）を併用する。ただし、「ポート」（点滴の注入口として皮下に留置する装置）を勧められることも多いが、その場合には**「チタン」（金属）のまったく含まれていない材質のもの**を留置してもらうことが大切だ。チタンを含むポートが留置してあると温熱療法ができないことがあるためである。

手術は身体的負担が大きいので、重粒子線や陽子線などの高精度放射線治療という選択肢もある。これは手術と同レベルの効果が期待できるが、未だ健保適用となっていないため、高額の費用負担が必要となる。

手術で摘出されたガン組織（パラフィン固定したもので可）は、病院から返してもらい（体内から取り出したものなので所有権はご自分にある）、**「自家がんワクチン」を製造・接種すれば、再発予防にたいへん効果的**である。自家がんワクチンの詳細及び実施医療機関については、セルメディシンのホームページにて確認することができる（https://cell-medicine.com/）。

その後は、特に膵ガンに効果があるとされる「**牛蒡子**（ごぼうし）」（第1章9）や、各種ガンに共通して再発予防効果の期待できる転移予防薬（第2章2）、漢方薬（第2章5）、メラトニン（第1章7）、ビタミンD3（第1章8）などとともに、**温熱療法も長期間根気よく継続する**

こと。

もし将来再発した場合の対策であるが、再手術できるのは通常ステージⅢまでであり、「ステージⅣａ」と診断された場合には「ナノ・ナイフ療法」をすぐ検討すべきである。

ステージⅣａとは、ガンが膵周辺の血管などへ浸潤した状態を指す。ナノ・ナイフとは、細い金属製の針四本を浸潤ガンの周辺にさしこみ、短時間（八〜十六分）電流を流し、ガンを消滅させる。その結果、ガンのダウンステージング（Ⅳａ期→Ⅲ期に戻る）することで、**手術で根治できる可能性が高くなる**という治療法である。この治療は、東京・山王病院など一部の病院で受けることができる。

また、もしステージⅣｂと言われた場合、転移が腹膜播種だけであれば別の対策がある。それは腹腔内ポートを留置し、そこから膵ガンに特に効果的とされる「ナノパクリタキセル」という抗ガン剤を週一回注入、ガンが縮小したタイミングを見計らって開腹手術をし、ガン組織をすべて取り除くことで、根治の見通しが出てくる。この治療は、名古屋大学医学部附属病院・消化器外科で受けることができる。

もし、手術不能や転移を伴う進行性ガンと診断された場合の対応策を以下に述べる。

まず、台湾原産の「**ベニクスノキタケ**」（「アントロキノノール」と呼ばれるサプリメントとして入手可能）を一日十二錠（一回三錠、毎食後、寝る前）を四カ月継続してみる。このサプリメントは各国の臨床試験で膵ガン、肺ガンなどに比較的短期間で効果が出るとされ、米国のＦＤＡ（食品医薬品衛生局）に承認申請される予定である。副作用の心配もない。四カ月継続中、すでに異常が確認されている腫瘍マーカーを月一回検査し、それが横ばいか低下傾向を示せばさらに服用を継続する。

なお、腫瘍マーカーと合わせて**血液「膵ＰＬＡ２」の検査**を月一回すること。この結果が四〇〇㎍／dℓ以上の場合は膵ガン進行が促進されるので、それを抑制するサプリメント「ＣＤＰコリン」一粒五〇〇mgの一日二回内服が必要である。

以上の治療によっても膵ガンがさらに進行してくる場合には、最後の手段として「超高濃度ビタミンＣ点滴療法」（第３章２）と「済陽（わたよう）式食事療法」（第１章４）、「水素摂取療法」（第３章１）の併用で根治を目指す必要がある。

［文献］
①『期待の膵臓癌治療』桜の花出版、二〇一六年
②「週刊朝日」二〇一六年六月十七日号
③前山和宏監修『がん細胞を徐々に消していくために患者ができること』総合科学出版、二〇一五年

12 ガン闘病者は脳梗塞になりやすい!?

「ワトソン君、日本人の死因の第四位は脳梗塞などの脳血管疾患だよね。その原因は知ってるかい?」

「常識的には高血圧や動脈硬化だね」

「ところが、ガンが体内にあることも脳梗塞の原因になることがあるので要注意なんだ」

「え? 脳転移のこと?」

「いや、違うんだ。体内にガンが存在していると、九〇%の人で血液凝固能(血液の固まりやすさ)が高くなることがわかっている。そのために、ガン治療中の人のうち一四・六%に脳梗塞が発病しているが、このガンで起こる脳梗塞はトルソー症候群と呼ばれているんだ」
「何か対策はあるのかな？」
「うん、定期的に血液Dダイマーの検査をして、それが異常高値となる場合には、脳梗塞予防薬を内服した方がいい」

ホームズノート

意外と知られていない、ガンが原因の脳梗塞

ガンが体内にあると、九〇％の人で「血液凝固能」（血液がねばっこくなり、固まりやすくなる傾向）が亢進することが、以前から注目されている。これは、ガン細胞がムチンとかサイトカインと呼ばれる物質を分泌することに要因がある。

そのために、脳梗塞や深部静脈血栓症、肺梗塞などの血栓を原因とする病気を併発しやすくなる。血液凝固能亢進のため動脈硬化が進んでいる脳の血管が直接塞がったり、心臓内にできた血塊が血流に乗って脳に運ばれ、脳梗塞を起こす場合もある。

新潟ガンセンターの調査では、三四二六例のガン患者の一四・六％にあたる五百余名が脳

梗塞を発症している。卵巣ガンや乳ガンなど女性のガンに多い傾向がある。中には若年の女性が脳卒中になり、検査で血液凝固能亢進が認められ、さらに精査の結果、卵巣ガンが発見された事例もある。

予防対策としては、血液のねばつきやすさを改善するため水分補給を心がけ、Dダイマー（血液凝固能）の検査を定期的に行なって、これが異常高値となる場合は、脳梗塞の予防薬の内服が望ましい。また、もし脳梗塞を発症したときには、救急搬送してもらい、発症四時間半以内に血栓溶解剤（t－PA）を投与すれば、後遺症が残らず回復することが多い。ガンによる脳への悪影響は、脳転移がよく知られているが、ガンが原因の脳梗塞（トルソー症候群）については意外に知られておらず、がん診療連携拠点病院などでもDダイマー検査を定期的に行なっているところはほとんどないのが現状である。ガン闘病中の人は担当医にこの検査をぜひ要望し、実施してもらう必要がある。

［文献］

①高橋英明「担がん患者の脳梗塞」、「新潟県医師会報」七一三号、二〇〇九年八月

第3章

近未来のガン治療

1 驚異の新時代ガン治療「水素摂取療法」

「ワトソン君、朗報だ！　令和の新しい時代にふさわしい革新的ガン治療法が、ついに開発されたみたいなんだ」

ホームズ先生、いつになく鼻息が荒い。新しい情報に興奮冷めやらぬ様子だ。

「ホームズ先生、革新的治療法って、今度は一体どんな……？」

「驚くなかれ、水素ガスを吸入するという至ってシンプルな方法なんだが、効果抜群で免疫学的にも実に理に適（かな）った方法なんだ。しかも副作用がまったくない。我々が提唱するソラリア療法（ガンの多角的基本療法）の考えとも軌を一にするものだ」

「水素ガスって爆発しないのかなあ（笑）。すでにもう誰か実績を？」

「安心したまえ。水素ガスは濃度が四％以下なら決して爆発しない。それどころか、標準治療で匙(さじ)を投げられたステージⅣの患者さんたちが信じられないような回復を遂げており、すでに四百人以上の患者さんたちに目を見張るような改善ぶりが示されているというんだ。その開発者とは熊本の赤木純児(じゅんじ)先生なんだが、この方法はガン治療に、それこそ〝爆発的〟な革命をもたらす可能性があるぞ」

「赤木先生は、一体どんな経緯から水素ガスを使うことに？」

「ワトソン君、聴いてくれたまえ。赤木先生は、三十年以上も腫瘍免疫の専門家としてガンの臨床に携わってきたが、その経験を通じて、いわゆる標準治療は進行ガンや再発ガンには効果が限定的なこと、そして免疫学的な視点が考慮されておらず、これらが大量のガン難民を生み出す要因ではないか、と我々と同じ見解を述べておられる。

その問題意識を踏まえて赤木先生は進行ガンや終末期のガン患者の免疫力を高めるために、この水素ガスの吸入に加えて、温熱療法のハイパーサーミア（第2章1参照）、通常の三分の一～四分の一という少量の抗ガン剤の投与、そして、あの免疫チェックポイント阻害剤オプジーボ（ニボルマブ）の併用など、免疫を強化する手法を多角的に組み合わせて実践している。

その治療成果たるや実に驚くべきもので、赤木先生の二〇一九年秋の本にはそれらの検査データや画像が満載だ。

水素の抗ガン効果は、赤木先生の研究で俄然脚光を浴びた。ところが二〇一一年には、すでに理学博士の及川胤昭氏が内服用の水素製剤を開発し、進行ガンでも多数の著効例があることが発表されているんだ」

「内服だと時間的にも労力的にも、それに経済的にも負担が軽いので、実行し続けるうえで便利かもしれないね」

ホームズノート

水素による治療の現在と今後の可能性

水素が細胞の抗酸化剤として医学的な治療効果をもっていることは、二〇〇七年に日本医科大学の太田成男(しげお)教授(現・順天堂大学客員教授)が発表して以来、注目されてきた。そして、数々の生活習慣病や、旧来の治療法では決定的な効果がなかったパーキンソン病、認知症、疼痛(とうつう)などのほか、アンチエイジングにも有効だとして脚光を浴びている。

しかしながら、「臨床水素治療研究会」代表理事の辻直樹医師によれば、基本的な食生活の改善や良質な睡眠の確保、適度な運動などバランスの良い生活習慣が大前提であって、水素治療が万病に効くなどと過度の期待を寄せるのは間違いだと冷静な意見を述べている。

言い換えれば、ガンに限らず病の治療も健康の維持も、身体に酸化、糖化、炎症を起こさないことが重要であり、〝悪玉〟活性酸素であるヒドロキシラジカルの消去と細胞内のミトコンドリアの活性化こそがポイントで、水素の利用もその一環にすぎないとしている。

その一方で、くまもと免疫統合医療クリニック院長の赤木純児先生は、終末期のガン臨床最前線に身を置きつつ、標準治療で治療の見込みなしとして匙を投げられた「ガン難民」を救済しようと試行錯誤の末、水素ガス吸入を用いた画期的治療法を確立したのである。これは、世界初といってよいものだ。

そしてこれは、水素治療が、アンチエイジング、あるいは健康寿命の延長という中長期的な効用に加えて、標準治療では為す術がなかった末期のガン治療という土壇場の治療現場で、実に頼もしい救済の手立てとなり得る側面をも併せ持つことを示している。

免疫学的な理論に立脚して赤木先生が打ち立てた、この「水素ガス吸入免疫療法」のあらましを以下に述べてみよう。もちろん臨床最前線の知見なので部分的に仮説の域を出ない側面や将来的に書き換えられる箇所もあろうが、現行の治療実績を重視して、今後の研究と臨床の成果に期待しながら見守りたいところだ。

1「ガン免疫サイクル」を活性化

まず基礎知識として、近年、ガンの免疫学的治療で注目されている「ガン免疫サイクル」について、ざっと説明しておこう。

この「ガン免疫サイクル」とは、ガン細胞を認識して攻撃するキラーT細胞を誘導するための、以下①から⑦の一連の流れをいう。

①ガン細胞の破壊で「ガン抗原」（目印）が放出されるが、これは以下②〜⑦のサイクルを回す程度の少量の破壊でよい

②〝免疫司令塔〟である樹状細胞がガン抗原を捕獲し、T細胞に対して「これがガンだよ」と提示する（抗原提示）

③樹状細胞によってT細胞はガン細胞を認識できるように教育・感作（プライミング）されてキラーT細胞となる

■ガン免疫サイクル

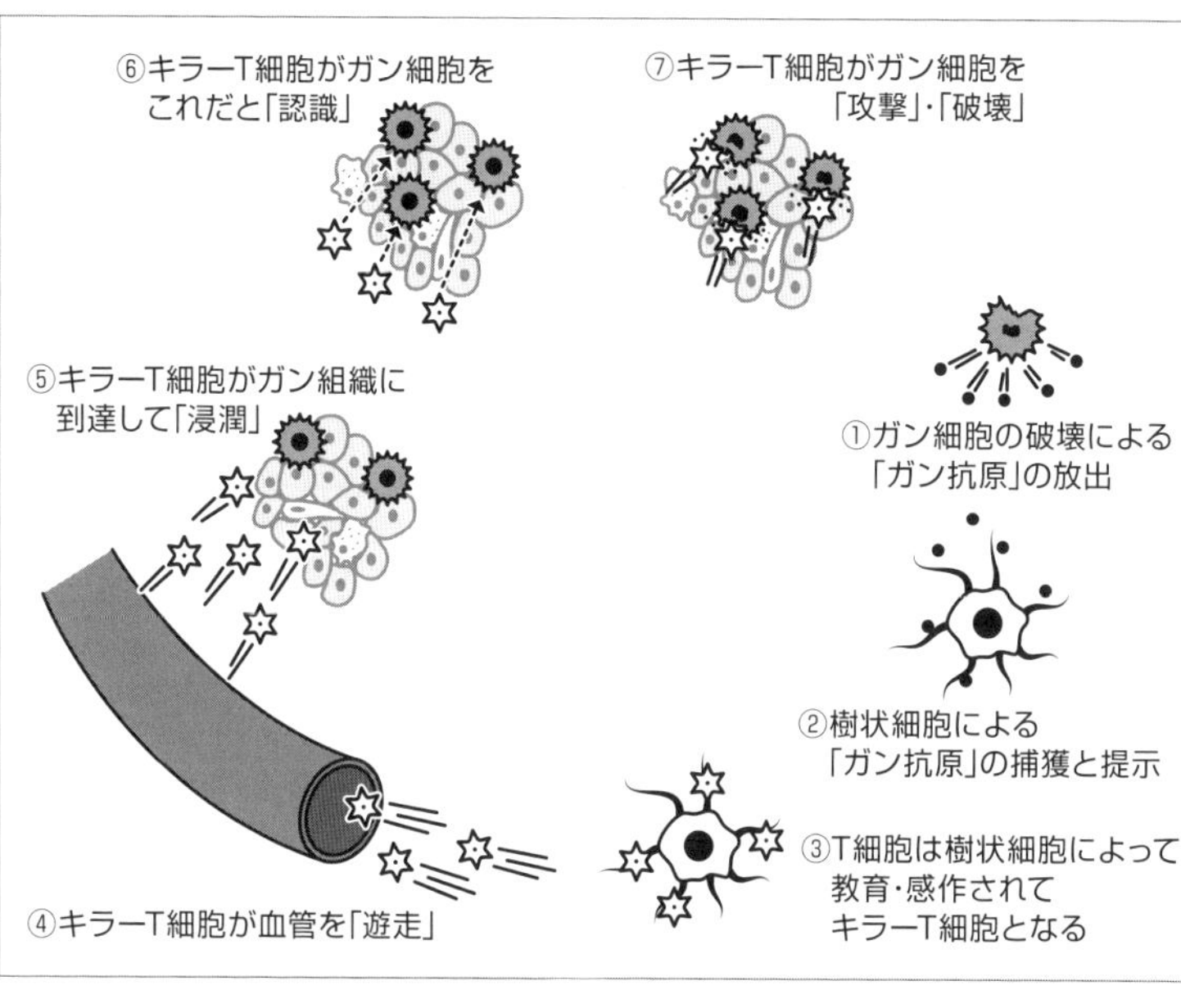

④キラーT細胞はガン組織に向け血管内を「遊走」する
⑤キラーT細胞はガン組織にまで到達して「浸潤」する
⑥キラーT細胞はガン細胞だけをこれだと「認識」する
⑦キラーT細胞がガン細胞を「攻撃」し破壊する（↓①に戻る）

2 進行ガンに水素ガス吸入が効果的な理由

ガン免疫の主役であるキラーT細胞は、以下に述べるような三つのタイプが想定されている。一つめは、本来の元気な状態でガン細胞を攻撃する「活性化キラーT細胞」である。二つめは、免疫が活性化し過ぎて暴走（自分自身を攻撃）しないように、安全装置としてPD－1と呼ばれる免疫抑制分子を自らの細胞表面に発現させてしまっている「サプレッサー・キラーT細胞」である。そして三つめが、同じキラーT細胞の中でも、細胞内のエネルギー産生に関与して免疫活性を高めるミトコンドリアが（ガンとの闘いの結果などによって）機能不全に陥った「疲弊キラーT細胞」であり、やはり細胞表面にはPD－1を発現させている。

　ちなみに、二番めの「サプレッサー・キラーT細胞」は細胞表面にPD－1を発現こそしているものの、細胞内のミトコンドリア機能は正常なものである。

　PD－1は免疫の暴走を防ぐためのものだが、ガン細胞はそこにつけこんで、ガン細胞表面のPD－L1という分子をPD－1に結合させて、キラーT細胞の攻撃を無力化させてしまっている。

　二〇一八年に、本庶佑（ほんじょたすく）先生のノーベル賞受賞で注目されたオプジーボ（一般名：ニボルマブ）の仕組みは、このPD－1とPD－L1の結合を遮断することで、免疫制御を解除し再活性化することであった。

　こうして、オプジーボが免疫抑制を解除することでキラーT細胞は再活性化されるはずなのだが、実際の臨床ではオプジーボの奏功率（効果が現れる割合）は二〇～三〇％といわれている。

その理由は、キラーT細胞の免疫抑制が解除されても、進行ガンの患者の場合、キラーT細胞はガン細胞との絶え間なき闘争や抗ガン剤、放射線治療などの影響で、そのほとんどがパワーレスな「疲弊キラーT細胞」になり果てているからだと推測される。

つまり、「疲弊キラーT細胞」のPD－1にオプジーボが結合して免疫抑制が解除されるはずだと思いきや、その場合ミトコンドリアが元気な本来の「活性化キラーT細胞」までにはなり得ず、十分なガン攻撃能力を発揮できない。それがオプジーボの奏功率が二〇～三〇％程度に留まっている要因であると考えられている。

ところが、水素ガスを併用することで、キラーT細胞内のミトコンドリアが活性化されて「疲弊キラーT細胞」が「活性化キラーT細胞」へと回復し、その結果、ガン攻撃能力が再び強くなるらしい。

実際に、**オプジーボに水素ガスの吸入を併用した治療の奏功率は六〇～七〇％までに大幅に向上する**ことを、赤木先生は四百人もの改善実績によって示したのである。

3 水素ガス吸入も含めて「免疫サイクル」の活性化がカギ

ガンが改善し寛解状態（ガンが悪化しない状態）を維持している人やガンを発症していない健常者は、免疫サイクルがすべて順調に回っている。逆にいえば、ガンの発症、再発、悪化が起きる場合とは、この「ガン免疫サイクル」のどこかに支障があると考えられる。

そこで、改めて「ガン免疫サイクル」の①〜⑦の流れを見てみよう。

上述の水素ガス吸入やオプジーボは「ガン免疫サイクル」の⑦の段階で「疲弊キラーT細胞」の免疫抑制を解除し、ガン細胞を「攻撃」するところをサポートしている。

ここで、赤木先生が併用している少量の抗ガン剤投与の意味は、ガン免疫サイクル（二一九ページの図）の①の段階において、サイクルを回す（活性化する）シグナルとしてのものであって、ガン細胞を全滅させることを狙ったものではない。

また、ハイパーサーミア（温熱療法）は温熱による血流効果の促進で、サイクルの④の段階の「キラーT細胞」の血中内の遊走や⑤のガン組織内への浸潤を促進する。

さらに、温熱効果でヒートショック・プロテイン（ＨＳＰ）が産生されるが、このＨＳＰはガン抗原と合体し複合体を形成することにより、サイクルの②で樹状細胞によるガン抗原の捕獲・取り込みを亢進させる効果をもっている。

このように、赤木先生が提唱されている水素ガス吸入免疫療法の骨格である水素ガスの吸入、オプジーボの使用、ハイパーサーミア（温熱療法）、少量の抗ガン剤の投与の組み合わせは「ガン免疫サイクル」が円滑に作動するようアレンジされている。これに、他の免疫を増強させるような手法（たとえば丸山ワクチン、メラトニン服用、食事の工夫、第1章2・3など）が加えられれば、将来的には一段とパワーアップした治療体系が構築される可能性がある。

水素ガス吸入療法を希望する方は、この療法に取り組んでいる医療機関が多数あるのでインターネットなどで最寄りの医療機関を調べて受診して欲しい。

なお、水素内服製剤については、及川胤昭博士と鶴見隆史医師の共同研究によって進行ガンでの著効例が発表されている。その一部を紹介しよう。

【症例1】七十一歳・男性／直腸ガン、手術後に肺・腎転移

X年六月、直腸手術。翌年、肺腎転移、抗ガン剤を投与するも悪化。二年後の四月、余命三カ月と診断。同年五月から水素内服開始。同年十二月、CT検査にて肺・腎転移とも消失。

【症例2】三十歳・女性／左乳ガン（手術不能）、多発性肝転移・骨転移

X年一月、右記診断。同年二月、ホルモン療法に併用して水素内服開始。同年六月、肝転移著明に縮小。

【症例3】七十歳・男性／前立腺ガン、骨・肺転移

X年、腫瘍マーカーPSA七八八〇ng／ml（正常値四・〇以下）。水素内服開始から半年後にはPSA〇・一ng／mlに下がり、その後骨・肺転移も消失し、七年後も再発なし。

【症例4】三十六歳・女性／原発不明ガン、右鎖骨上転移（五cm大）

水素内服を一年間継続し、消失。

【症例5】七十五歳・男性／肺腺ガン、多発性脳転移、肝転移

X年一月、大学病院で右記診断。余命一カ月として緩和医療科を紹介される。同年二月より水素内服開始。同年四月、肺原発巣、脳・肝転移ともに著明に縮小。

この症例で注目されるのは、脳転移にも効果があったこと。通常の抗ガン剤は脳血管関門に遮られて脳内に入らないので、脳転移には効果が期待できない。一方、水素イオンは分子が極めて小さいので関門を通過し、脳転移にも効果を発揮したのである。

【症例6】六十五歳・男性／肺小細胞ガン

X年一月、右記診断。同年二～五月、抗ガン剤投与を受け、併せて水素内服を継続。同年5月にはガン消失。その後一年半、再発は見られない。小細胞ガンは肺ガンの中でも特に悪性度が高いが、良好な経過をたどっている。

なお、内服用の水素製剤は、一錠服用すると八時間体内で水素を発生し続けるサプリメントが市販されている。これならば大体八時間おきに一日三回服用すればよいと考えられる。

〔文献〕

①赤木純児『水素ガスでガンは消える⁉』辰巳出版、二〇一九年
②辻直樹『なぜ水素で細胞から若返るのか』PHP新書、二〇一六年
③中谷綾・倉田宝保「免疫療法における殺細胞性抗がん剤／放射線治療との併用療法の可能性」、「がん分子標的治療」vol.13 No.4、メディカルビュー社、二〇一五年十二月
④及川胤昭・鶴見隆史『がんが消えた！ マイナス水素イオンの奇跡』幻冬舎、二〇一一年

2 再発・転移・手術不能ガンも根治の可能性②「超高濃度ビタミンC点滴療法」

久しぶりにホームズ診療所を訪れると、ホームズ先生は意外なことを言い出した。

「ワトソン君。再発・転移・手術不能ガンは、現在の医療では治せないとされてるよね?」

「そのレベルのガンは、末期ガンと呼ばれ、根治不能というのが常識だね」

「ところが、その状態でも根治の可能性のある方法が二つも発見され、すでに一部の医療機関では開始されて大きな効果をあげているんだ。私のところでも、早速開始している」

「えー!? それは驚いた」

「その一つが、前に話した『済陽式食事療法』(第1章4)で、もう一つが『超高濃度ビタミンC点滴療法』だ。ビタミンCが血管から細胞外液に浸み出し、過酸化水素という活性酸素の一種を発生させる」

「過酸化水素がガンを攻撃するんだね。でも正常細胞は大丈夫なの？」

「いや大丈夫。正常細胞には、過酸化水素を分解する酵素があるから」

だから、正常細胞を傷つけずに、ガン細胞だけ殺すことができるという。

「抗ガン剤のように耐性化現象もないため効果は持続的で、副作用もまったくない」

「まさに理想的なガン治療法だね」

ホームズ先生が、「理想的なガン治療」と言うことの意味がよくわかった。

「アメリカでは、超高濃度ビタミンC点滴療法の標準的投与法が確定され、それに従って一万人の医師が使っているというから、アメリカでは標準治療になっているといえる」

ああ、またしても遅れている日本！

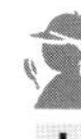

ホームズノート

耐性化せず副作用もない理想的な治療法

米国の国立ガン研究所などが共同で開発、二〇〇五年に公表された超高濃度ビタミンC点滴投与によるガン治療法は、全米に急速に広まり、約一万人の医師がガン治療に使っている。日本国内には、二〇〇七年に杏林大学教授（当時）柳澤厚生医師（現・点滴療法研究会会長）により紹介されて広まり、今では全国のほとんどの都道府県にこの治療を行うクリニックがある。

超高濃度のビタミンCは、化学療法剤と同様にガン細胞を直接破壊、退治する力をもっているとされる。しかもビタミンCそのものは正常細胞にはまったく悪影響を及ぼすことがない。さらに化学療法や放射線療法と併用しても弊害はなく、むしろ相乗効果のあることも明らかとなっている。

では、なぜビタミンCはガン細胞を破壊するが、正常細胞を傷つけないのか？

ビタミンCは血管内で一定濃度を超えると血管から組織液に浸み出し細胞毒性のある過酸化水素を発生させる。過酸化水素はガン細胞にも正常細胞にも取り込まれるが、正常細胞にはカタラーゼという過酸化水素を解毒する酵素が含まれているので害を受けることはない。その一方で、ガン細胞はカタラーゼをもたないので破壊されてしまうことが解明されている。

実際のビタミンCの投与法は、週二回のペースで点滴し、直後のビタミンC血中濃度が四〇〇mg／dℓ前後となる量を維持量として継続する。維持量のビタミンC投与量は通常六〇〜

一〇〇gの間となる。点滴しない日はビタミンCを経口投与する。

経口投与には、最近米国でガン治療目的で開発されたリポスフェリック・ビタミンCを使用する。これはナノテクノロジーによって、ビタミンCをリン脂質でコーティングして微粒子にしたもので、一〇〇％吸収され高い血中濃度が維持される。これまでの吸収率一〇％の通常のビタミンCとは格段の差がある。米国ではビタミンCによるガン治療が本格的に取り組まれていることを示している。

超高濃度ビタミンC点滴療法は現在、日本国内の七百カ所以上のクリニックで実施され、再発・転移・手術不能ガンの改善例や完全治癒例が多数発表されている。ここでは、そのうち七例を紹介しておこう（文献②③④⑤より）。

柳澤先生が主宰する点滴療法研究会のメンバーの先生方による発表症例なので、いずれも信頼性が高い。

【症例1】発症時六十二歳・女性／乳ガン、手術後に多発性肺転移
図1の左のCT画像で両肺に小円形の多発性転移が認められる。超高濃度ビタミンC点滴療法前の腫瘍マーカー（CA15－3）が六〇以上だったのが、三カ月後には正常値まで低下

■図1　【症例1】62歳・女性／乳ガン、手術後に多発性肺転移

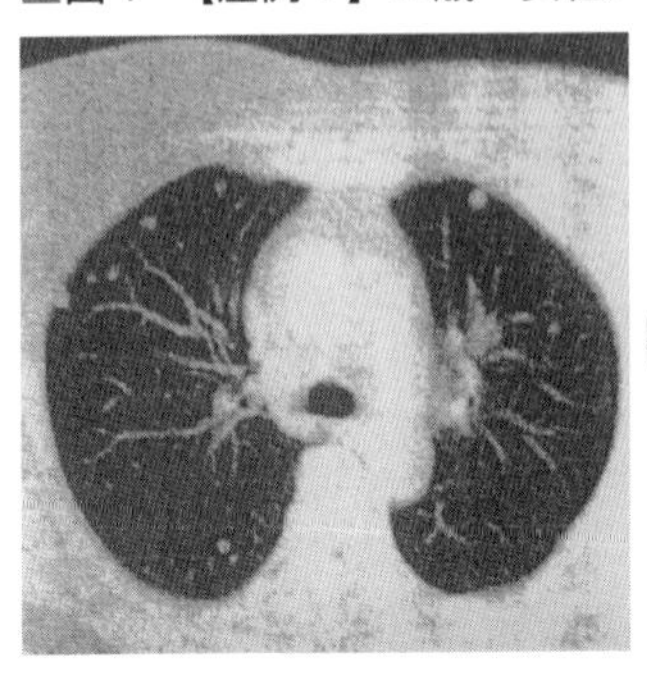

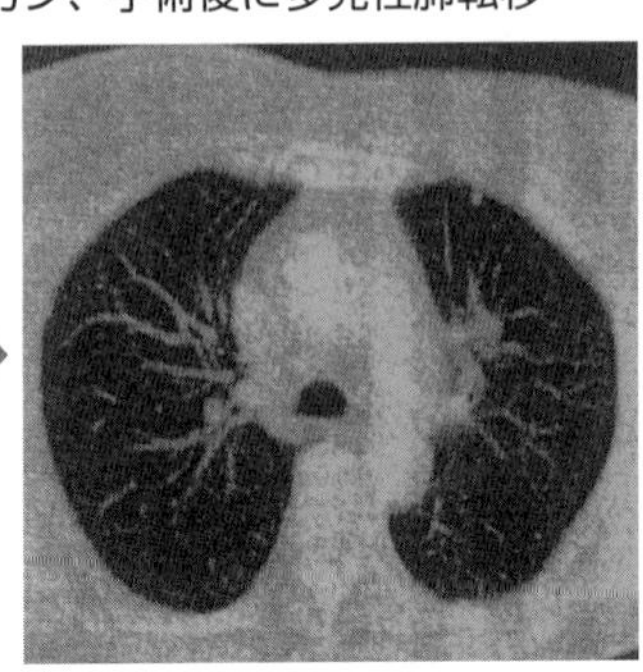

治療開始前　　　3カ月後

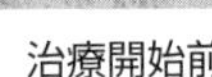

（文献②より）

し、右の画像でも肺転移がほとんど消失しているのがわかる。

【症例2】発症時七十代・男性／左肺原発性腺ガン、
両肺転移

図2左のCT画像で両葉に大小多数の肺ガンが認められる。抗ガン剤を辞退し、超高濃度ビタミンC点滴療法を継続したところ、五年半後には図2右のように、画像上すべての肺ガンが消失している。

【症例3】発症時七十歳・男性／膵（すい）ガンステージⅣb、
手術不能と診断

図3上の治療開始前の画像の中央右寄り、キュウリ状の内部の黒い部分が膵ガンで、下の肝CTの画像では五カ所の転移が認められる。超高濃度ビタミンC点

■図2　【症例2】70代・男性／左肺原発性腺ガン、両肺転移

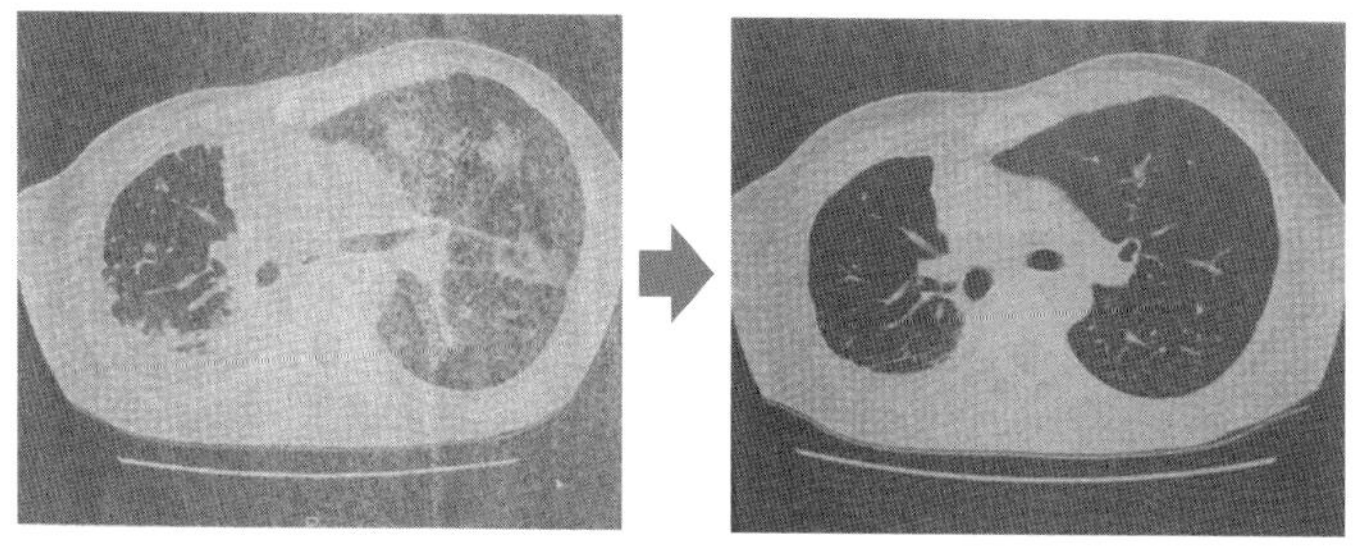

治療開始前　　5年半後

（文献⑤より）

■図3　【症例3】70歳・男性／膵ガンステージⅣｂ、手術不能と診断

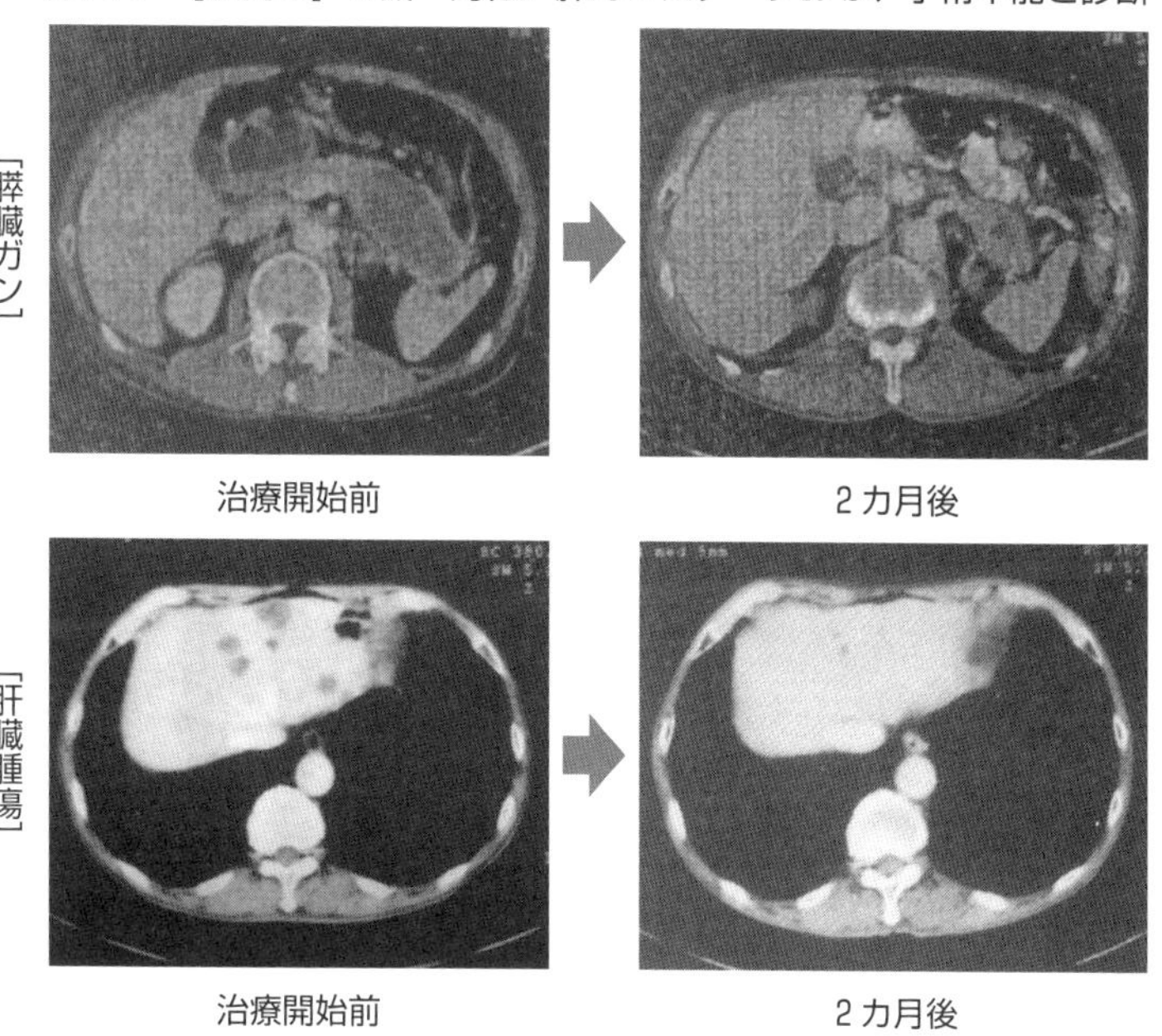

（文献②より）

■図４　【症例４】54歳・男性／大腸ガン、手術後に多発性肝転移

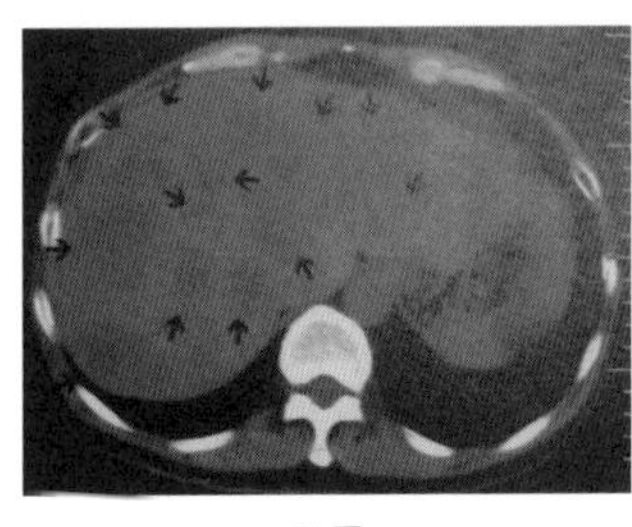

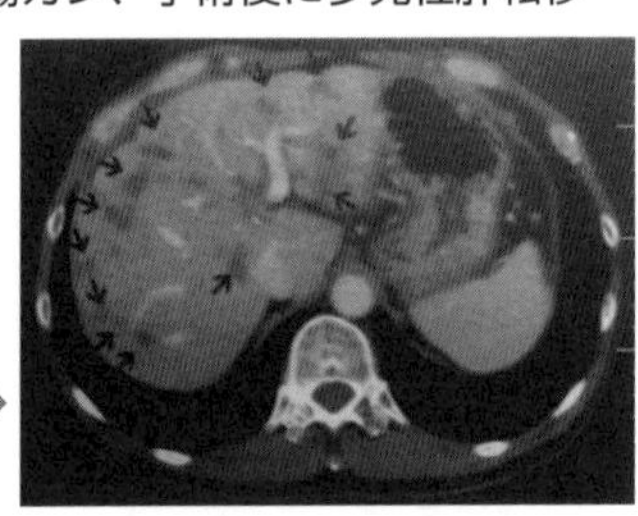

３月　　９月には肝転移が著明に縮小

（文献④より）

滴療法開始前の腫瘍マーカー（ＣＡ19－９）は三万四五〇〇と異常高値だったが、点滴開始二カ月後には一九一九まで低下し、ＣＴ画像上も膵ガンは著明に縮小している。肝転移も五個あったのが一個と減っており、短期間に驚異的効果が見られた症例である。

【症例４】発症時五十四歳・男性／大腸ガン、手術後に多発性肝転移

図４左のＣＴ画像では肝臓内に大きな転移ガンが多数認められる。超高濃度ビタミンC点滴療法を開始して三カ月後のＣＴ画像ではすべての肝転移が著明に縮小している。

【症例５】発症時三十三歳・女性／乳ガン、手術後に肝・骨転移

右乳ガン手術を受けるが、一年五カ月後に肝・骨転移と診

■図5　【症例5】33歳・女性／乳ガン、手術後に肝・骨転移

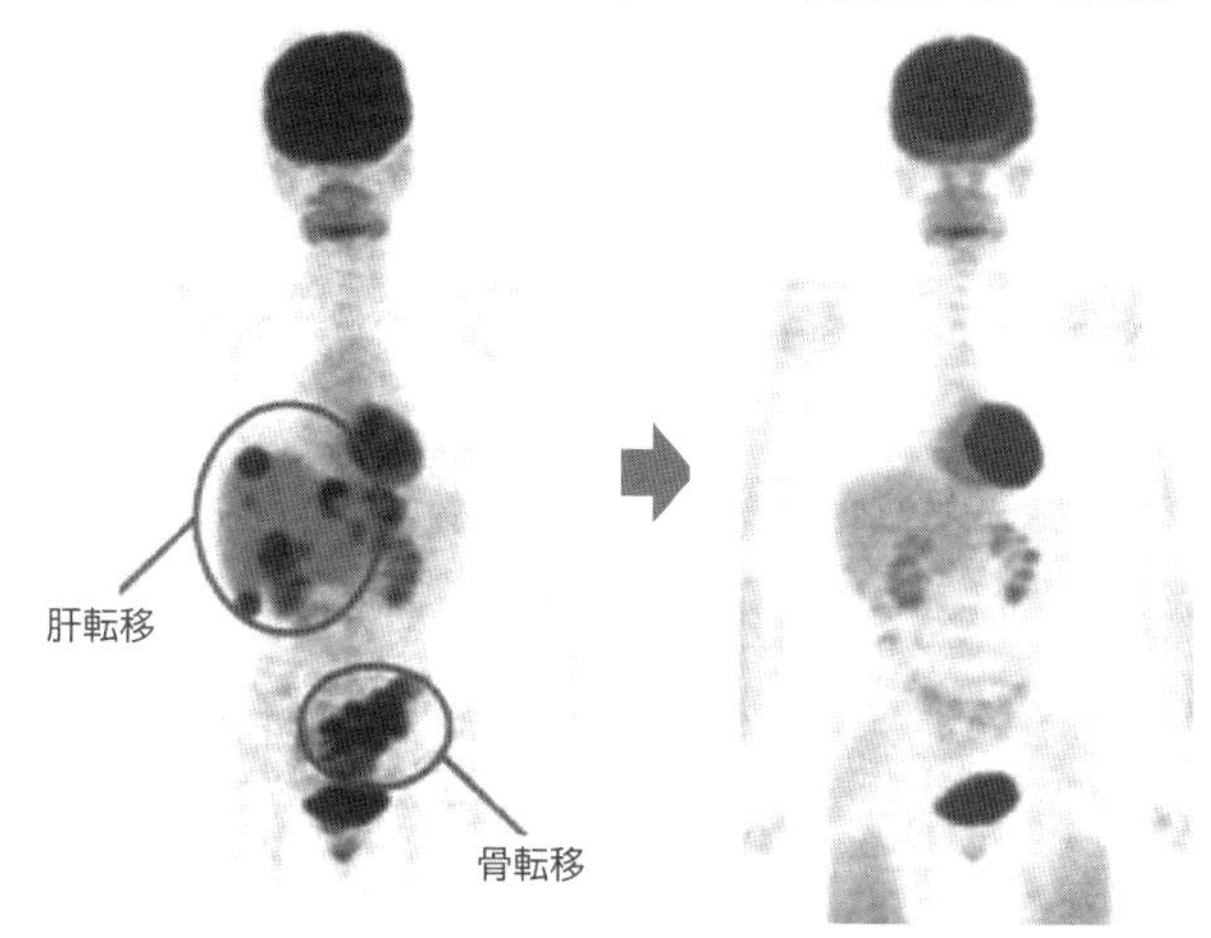

（文献③より）

断。抗ガン剤と肝臓のラジオ波療法で一時縮小。しかし、半年後には再び肝・骨転移とも悪化（図5左）。超高濃度ビタミンC療法を開始したところ四カ月後には、肝・骨転移ともに消失（図5右）。

なお、胸と下腹部の黒い部分は心臓と膀胱への造影剤の生理的集積であって、右の画像ではガンの影は見当たらなくなっている。

【症例6】発症時七十四歳・男性／S状結腸ガン（手術不能）

開腹手術を受けたが、ガンが骨盤内に固着し、多発性の腹膜播種（ふくまくはしゅ）も見られ、手術を断念して人工肛門造設のみに終わる。やむ

なく、超高濃度ビタミンC点滴療法を開始したが、七カ月後のCT検査ではS状結腸ガンの所見が不明瞭となるまで改善し、さらに手術から二年後にはガンも腹膜播種も消失して治癒といえる状態となった。

【症例7】発症時八十五歳・男性／膀胱ガン、肋骨転移

悪性度の高いガンで骨転移もあり、高齢のため根治手術も抗ガン剤もできないと言われた。早速、ビタミンC点滴と骨転移の特効薬のゾレドロン酸の併用治療を開始。

すると六カ月後、泌尿器科の担当医が「当初、膀胱・尿道・前立腺まで広がっていたガンが次第に小さくなり、今回はまったく見当たらず、とても綺麗だ」と驚くほどの改善が見られた。

超高濃度ビタミンC点滴療法は、抗ガン剤と違い耐性化現象がなく、効果は持続的なので、これら七症例の方々は根治にまで至るに違いないと考えられる。

点滴療法研究会のメンバーは七百人以上に上り、再発・転移・手術不能ガンでの同様の改善例が多数発表されている。

以上のように、この療法の出現はわが国のガン闘病中の人々にも大きな希望をもたらす大朗報である。しかし、健保適用となっていないので、一回二〜三万円の自費診療というのが現実だ。しかも、いくら改善例が報告されても、今後健保適用となる可能性はほとんどないとも考えられている。

なぜなら、そのためには製薬会社が数年間、数億円をかけた臨床試験で有効性を証明し、厚生労働省の認可を受ける必要がある。しかし、ビタミンC注射液は化学療法剤などに比べれば桁違いに安価であり、しかもすでにジェネリック薬品として多数出回っているので、臨床試験に金を出せる大手製薬会社が健保適用を実現したとしても、まったく利益がないからである。

ここは日本政府が国策として、**製薬会社に任せるのではなく、厚労省主導による短期間の臨床試験を行ない、早急に健保適用を図るべき**ではないか。それによって安価で治療効果の高いガン医療が日本中で実現し、無数のガン難民が救済されていくことになるに違いない。

なお、再発・転移・手術不能ガンの場合、標準治療では抗ガン剤を勧められるが、それでは根治できないので、超高濃度ビタミンC点滴療法を選択する方が賢明である。現在、全国約七百カ所のクリニックなどで実施されており、点滴療法研究会のホームページで最寄りのクリニックを検索することができる。なお、費用については、自費診療なので各医療機関によって異なる。

〔文献〕

①柳澤厚生『ビタミンCがガン細胞を殺す』角川ＳＳＣ新書、二〇〇七年
②柳澤厚生『超高濃度ビタミンC点滴療法ハンドブック』角川ＳＳコミュニケーションズ、二〇〇九年
③柳澤厚生『つらくないがん治療――高濃度ビタミンC点滴療法』ジー・ビー、二〇一七年
④水上治『超高濃度ビタミンC点滴療法』ＰＨＰ研究所、二〇〇八年
⑤水上治監修／川口友万著『ビタミンCは人類を救う!!』学研プラス、二〇一三年

3 近未来のガン医療を今すぐ利用する

ホームズ先生は、最新刊のガン情報誌を読んでいるところだった。ガン退治法を探す探偵作業中だ。

「うーん、ワトソン君、実に面白い治療法があるもんだねえ」

「え？　どんな方法？」

博学のホームズ先生が感心するんだから、よっぽど変わった治療法なのだろう。

「全部で一一八ある元素のうち五番目の『ホウ素』を知ってるだろ。不思議なことにガン細胞はこのホウ素が大好物なんだよ。その治療方法ではまず、ホウ素を静脈注射すると、ガン細胞だけがホウ素をすべて取り込んでしまう、この仕組みを利用しているんだ」

「でも、ホウ素にはガン破壊作用はなさそうだね」

「そこで放射線の一種『中性子』を全身に照射すると、中性子とホウ素が衝突してα線を発生してガン細胞を内部から死滅させるんだ。中性子は正常細胞にはまったく悪影響がないので、ガン細胞だけが選択的に消滅する。しかも、日帰りで一回だけの治療で終了だ」

「何と簡単で、すごい治療法なんだ……」

ホームズノート

早く標準治療になることが望まれる治療法

標準治療で治療が困難な場合、次の先進医療を試みることも可能である。

1 ホウ素・中性子捕捉療法

今、ワトソンに解説した治療法の正式名称である。

ホウ素を注射した後に照射する中性子は、当初は原子炉という巨大な装置で製造されていたが、現在は小型で低価格の「中性子加速装置」が開発・供給されるようになったので、普及が促進されると思われる。

中性子は皮膚から七㎝の深さまでしか届かないので、比較的体表面に近いガンが対象となる。脳腫瘍、頭頸部・肝・肺ガン、骨軟部肉腫、中皮腫（胸膜・腹膜に発生）、皮膚ガンなどを対象に臨床研究が実施され、二〇二〇年、わが国において頭頸部ガンを対象に使用認可された。他のガンについても適応拡大される見通しである。

■ガン細胞を破壊する中性子線

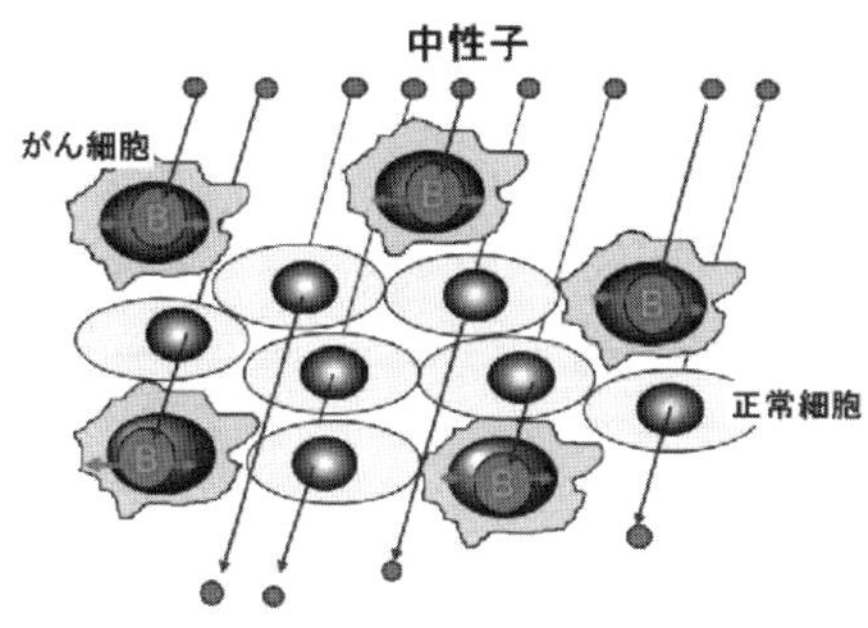

（京都大学複合原子力科学研究所提供）

中性子線は、正常細胞は無害に通過するが、ガン細胞内のホウ素と衝突するとα線を発生し、ガン細胞だけ破壊する

2 光線力学療法

これもホウ素・中性子捕捉療法に似た、比較的簡単な治療法である。

まず「フォトフリン」と呼ばれる薬剤を静脈注射する。この薬はガン細胞に長く留まる性質があるので、内視鏡などを使って低出力のレーザー光を照射すると化学反応を起こし活性酸素が発生して、薬が留まっているガン細胞だけを死滅させ、正常細胞には悪影響を与えない。

現在、早期の肺ガン、胃・食道ガン、子宮頸ガンが健保適用で実施できる。脳腫瘍・局所再発食道ガンでは健保適用外で可能である。

一回の治療で九六％、二回以上なら一〇〇％完全治癒という驚くべき成果をあげている。いずれも「日本光線力学学会」加入の医療機関で受けることができる（文献②）。なお、実施医療機関は多数あるので、インターネットなどでお近くの医療機関を検索されるとよいだろう。

3 ラジオ波焼灼療法

局所麻酔をして太さ一・五㎜の針を超音波ガイド下でガン組織に挿入し、熱で死滅させる治療法。

対象は、原発性か転移性の肝ガンで単発五㎝以内か、三㎝以内で三個以下。肺・腎では単発六㎝以内か、三㎝三個以下。三日前後の要入院。これも実施医療機関は多数ある。

4 血管内治療

足の付け根の動脈から細い管（カテーテル）を挿入し、ガン組織に近づいたら造影剤を注入・撮影してガン組織へ栄養を送る血管を見つけ、そこから抗ガン剤を注入し血流を遮断するスポンジで塞栓（そくせん）する。

対象は原発性あるいは転移性肝ガン、胆管・肺・縦隔（じゅうかく）・頭頸部ガン、局所進行または再発乳ガンなど。これも実施医療機関は多数ある。

5 四次元ピンポイント照射

植松稔先生（ＵＭＳオンコロジークリニック）が開発された「スーパー・フォーカル・ユニット」と呼ばれる装置による最先端の高精度放射線治療法。

これにより、進行した食道ガン、肺ガン、転移性肝ガン、胃・大腸のように、これまで放射線は適応外とされた消化管のガンなどを十年間で三千件も治癒させてきた、驚異的な実績がある。世界で一カ所、鹿児島のＵＭＳオンコロジークリニックで行なわれている。

6 粒子線治療

放射線の一種で陽子線と重粒子線の二種類があり、いずれもガン組織に対して強い破壊力がある反面、周囲の正常組織にはほとんどダメージを与えない。治療効果は外科手術と変わ

■粒子線治療を実施している医療機関

陽子線治療	北海道	社会医療法人孝仁会 北海道大野記念病院
	北海道	社会医療法人禎心会 札幌禎心会病院
	北海道	北海道大学病院
	福島県	一般財団法人脳神経疾患研究所附属 南東北がん陽子線治療センター
	茨城県	筑波大学附属病院
	千葉県	国立がん研究センター東病院
	福井県	福井県立病院
	長野県	社会医療法人財団慈泉会 相澤病院
	静岡県	静岡県立静岡がんセンター
	愛知県	名古屋市立西部医療センター
	愛知県	成田記念陽子線センター
	京都府	京都府立医科大学附属病院
	大阪府	医療法人伯鳳会 大阪陽子線クリニック
	兵庫県	兵庫県立粒子線医療センター
	兵庫県	兵庫県立粒子線医療センター附属神戸陽子線センター
	奈良県	社会医療法人高清会高井病院
	岡山県	津山中央病院
	鹿児島県	一般財団法人メディポリス医学研究所 メディポリス国際陽子線治療センター

重粒子線治療	群馬県	群馬大学医学部附属病院
	千葉県	国立研究開発法人量子科学技術研究開発機構 放射線医学総合研究所病院
	神奈川県	神奈川県立がんセンター
	大阪府	大阪重粒子線センター
	兵庫県	兵庫県立粒子線医療センター
	佐賀県	九州国際重粒子線がん治療センター

(厚生労働省ホームページをもとに作成)

らないが、身体的負担が少ないので、全身状態不良で手術が困難な場合や、体力の乏しい高齢者でも比較的安全に治療できる。

対象は胃腸以外の一五cm以下の固形ガンで、対象部位は頭頸部、頭蓋底、肺・肝（腫瘍三カ所以内）、骨軟部腫瘍、膵（すい）・胆管・腎・子宮・前立腺・縦隔などのガン、直腸ガン手術後局所再発など。一回三十分の治療で一～数週間の通院。実施医療機関は右の表のとおり。

7 光免疫療法

最近、日本で承認された最先端の治療法である。米国立衛生研究所の日本人研究者・小林久隆医師によって開発されたものである。

治療方法は、まずＩＲ７００と呼ばれる物質を点滴注入し、ガン細胞に接着させる。その後、近赤外線を患部に照射すると、ＩＲ７００が反応してガン細胞だけを破壊してしまう。その結果、ガン細胞の中身が散乱し、それを免疫細胞がガンの標的として認識し、そのガンに対する攻撃力を大幅に高めることになる。

光でガンを破壊し、免疫細胞を活性化するので「光免疫療法」と呼ばれるわけである。

治療時間は七～八分。通常一回の治療でよいが、必要な場合は二～三回追加治療をすることもある。当面は頭頸部ガン（喉頭・咽頭・舌など）が承認されたが、白血病以外の固形ガンの八～九割は根治の可能性が高いと予想されている。難治ガンの膵臓ガンも対象と考えられている。

8 マイクロ波による温熱治療

工学博士・市川雅英氏が開発した小型発生装置でマイクロ波を照射する治療である。これによって免疫力の賦活（ふかつ）、活性酸素の除去、新生血管の破壊、身体深部の温熱効果（第２章１参照）などの機序で正常細胞を傷つけることなくガン細胞のみを死滅させる。一回の治療が十五～二十分程度で済むなど身体的負担が軽く、副作用がほぼない。横浜市の前田華郎医師が特殊診断技術を併せてＣＥＡＴ（ガン活性消滅療法）として驚くべき治療成果を公表している。そのＣＥＡＴ以外にも、マイクロ波治療は市川氏からの技術提供を受けてＳＨＴ（Superior Hyperthermia Therapy）として全国の医療機関で徐々に広がり始めている。まだ保険適用はないものの比較的安価である。詳しくは https://sht-c.com/ を参照。

〔文献〕

①「部位別解説　日本の『がん治療』はここまで進んだ！」、「週刊新潮」二〇一六年十一月十日号
②西村恒彦他『癌治療における放射線診療の展開』金芳堂、二〇〇八年
③植松稔『明るいがん治療2　身体に優しいピンポイント照射』三省堂、二〇〇九年
④「ライフライン21　がんの先進医療」１（特集：重粒子線治療・陽子線治療）蕗書房、二〇一一年三月
⑤植松稔『世界初からだに優しい高精度がん治療』方丈社、二〇二〇年
⑥前田華郎『「がん活性消滅療法」という選択』ＰＨＰ研究所、二〇一九年

補章①　感染症予防も重要！　特に要注意は誤嚥性肺炎

今朝も診療開始前のホームズ診療所を訪れた。

ホームズ先生は朝刊に目を通していた。

「やあ、ワトソン君。訃報欄を見ると、肺炎で亡くなる人が多いねえ」

「肺炎は日本人の死因の第三位だからね。でも、肺炎ワクチン接種がずいぶん普及しているから、減っていくはずだろ」

「いや、肺炎で亡くなる人の大部分は、肺炎ワクチンが効果のないタイプの肺炎なので、むしろ増加していくだろう」

「え？　どんな肺炎？」

「『誤嚥性肺炎』だよ。著名人ではペギー葉山、森光子、元横綱の佐田の山、作曲家の筒美京平もこれで亡くなった。肺炎の七〇%がこれで、発症すると死亡率が非常に高いので、日頃の予防が重要だ」

「そうか、ガンが治る前に、肺炎で死んでは元も子もないからね」

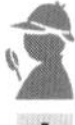

ホームズノート

毎日実行すべき簡単な誤嚥性肺炎予防法

肺炎は、日本ではガン、心臓病（心筋梗塞など）に続く死因第三位で、年間約十三万人が命を落としている。その実に七割を占めるのが「誤嚥性肺炎」だ。特にガン治療中は、免疫力がガンとの闘いで疲弊したり、抗ガン剤によって低下したりして感染しやすい状態にある。しかも、いったん発症すると重症化し、治療困難で死亡率が九〇%といわれるからきわめて危険だ。そのため日本呼吸器学会は二〇一七年のガイドラインで誤嚥性肺炎は治療しなくてもよい、という指針を発表した。これも、とんでもない人命軽視だ。したがって、自分で予防することがきわめて重要だ。

■図1　自覚症状のない「ラクナ脳梗塞」で飲み込み力が激減

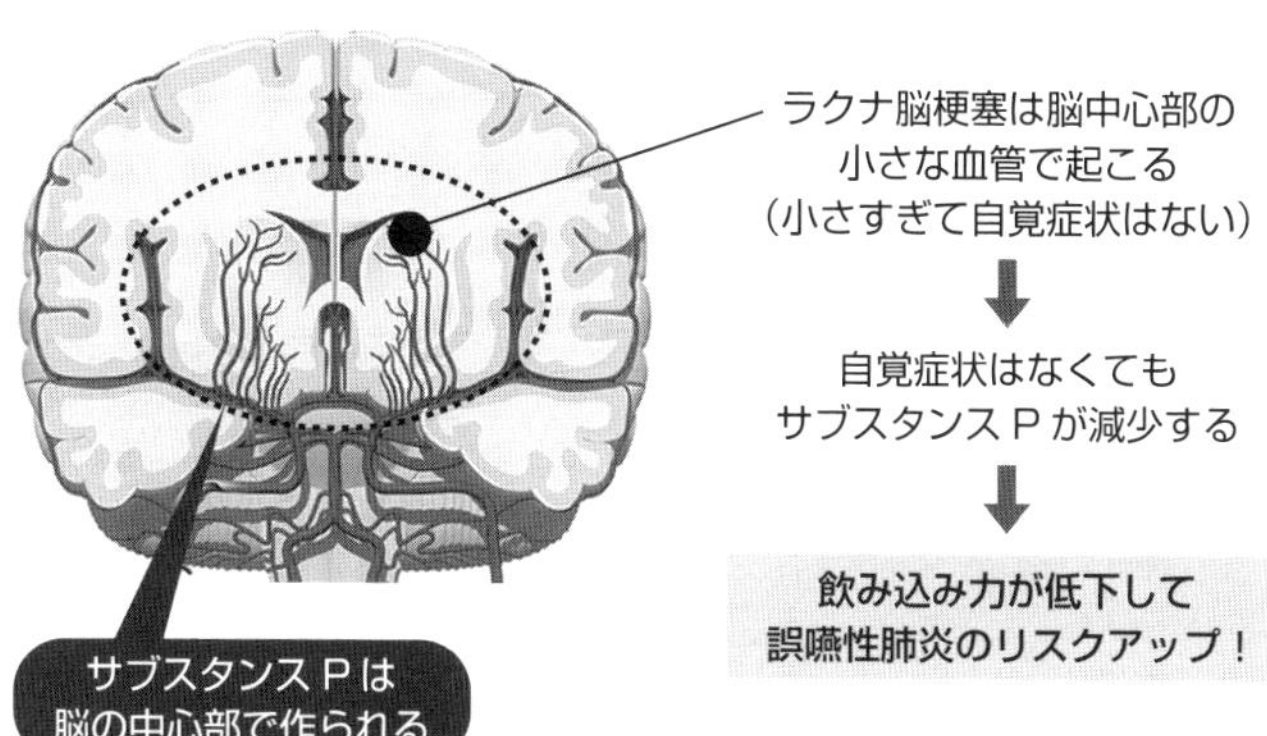

誤嚥性肺炎は、加齢などでのどの筋力が衰えて、食べ物・唾液・逆流した胃液などが誤って気管の方へ流れ込んで発症する。睡眠中など本人が気づかない「不顕性誤嚥」も頻発している。

誤嚥には脳に原因のあることも多い。ＭＲＩ検査で、脳内の小さな血管が詰まる**「ラクナ梗塞」と呼ばれる、症状の出ない脳梗塞**が発見されることもしばしばある。その結果、サブスタンスＰという嚥下機能を活発化する物質の産生が減少するためである（図１）。

以下、毎日生活習慣にすると良い誤嚥予防法を紹介しよう。

①のどの筋力強化体操

「のどＥ体操」：歯を食いしばり「イー」というときの形（図２）にし、五秒間「イィー」と発声する。

「開口体操」：十秒間大きく口を開け続ける。

■図2　のどE体操

イィ〜
口を横に広げて
「イィー」と力を入れる
のど周辺に力が入った
状態を5秒間キープする
毎食前や空き時間に5〜10回行なう

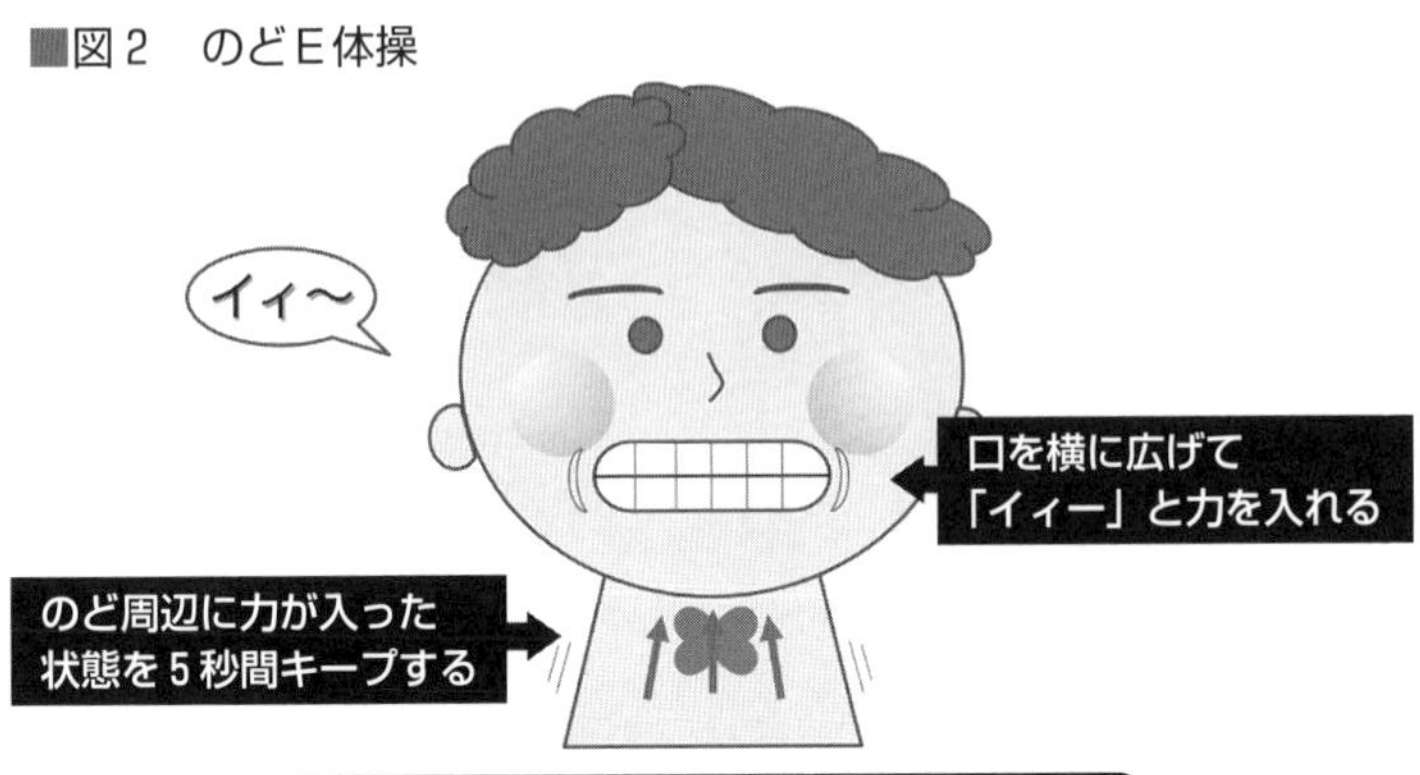

■図3　左向き寝

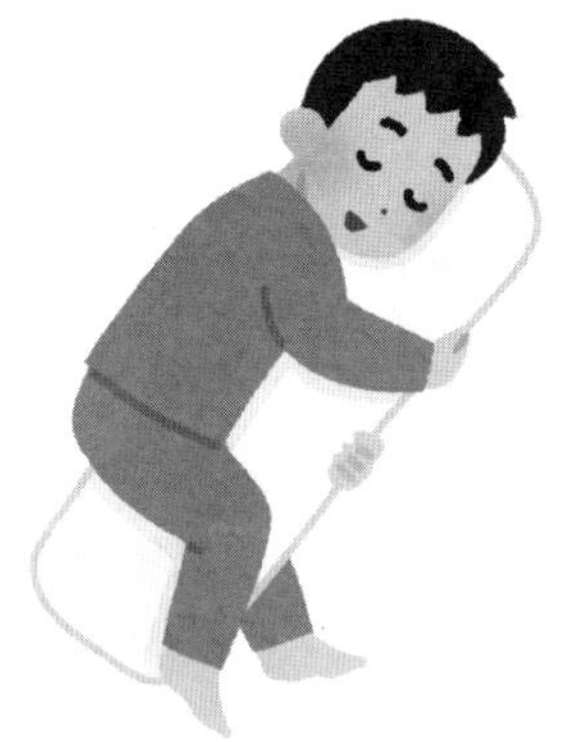

「ペットボトル体操」：五〇〇㎖のペットボトル（柔らかいもの）を思い切り吸ってペシャンコにし、その後息を吹いて膨らませる。

このどの筋力強化体操を一セット五〜十回、一日に合計三十回以上実行すること。

②左向き寝

胃と食道の位置関係から、左向き寝（図3）だと逆流が防げる。

③一味唐辛子の摂取

毎食一～二振りおかずに振りかけて食べると、唐辛子に含まれるカプサイシンの刺激によりサブスタンスPの分泌が増えて、嚥下機能が改善する。

④葉酸の摂取

ビタミンの一種である葉酸の摂取を続けると、やはりサブスタンスPの分泌が増え、誤嚥予防に効果的だ。葉酸はフォリアミンの薬品名で健保処方可能である。

⑤緑茶うがい

口腔内には七百種もの雑菌が存在し、睡眠中に不顕性誤嚥されるので、寝る前に一〇〇ccの水に粉末緑茶小さじ一杯を溶かして、数回うがいする（うがいした後の緑茶は飲まずに吐き出すこと）。

〔文献〕

①西山耕一郎『肺炎がいやなら、のどを鍛えなさい』飛鳥新社、二〇一七年
②『誤嚥性肺炎を自力で撃退するNo.1療法』マキノ出版、二〇一七年
③「『誤嚥性肺炎』で死なないための『10カ条』」、「週刊新潮」二〇一七年六月一日号
④「『誤嚥性肺炎』で死なないための対策ガイド」、「週刊文春」二〇一七年九月二十一日号

補章② 健康な方のガン予防法

日本人の二人に一人がガンになる時代ですから、四十〜五十歳以上の方々は、ガン予防法の実行が必要です。そのいくつかのヒントを述べておきましょう。

1 食べ物

エノキダケにはガン予防効果があることが、国立がん研究センターなどの研究で明らかにされている。エノキダケ（なめ茸）の瓶詰めを毎日おかずに添えて食べるとよい（第1章3参照）。

みかんの皮に含まれるβ（ベータ）-クリプトキサンチンにガンの予防効果のあることが、京都府立医科大学などの研究で明らかとなっている。みかんの皮は「陳皮」（チンピ）と呼ばれ漢方薬としても使われており、粉末が市販されている。これを一日小さじ一杯摂取するとよい。

緑茶や抹茶に含まれるカテキンにさまざまなガンの予防効果のあることが埼玉県立がんセンターの研究で明らかにされている。一日五〇〇mℓペットボトル二本分を摂取するのが効果的とされている（第1章3参照）。

また、コーヒーを多く飲むほど、ガン発症率が低いことが国立がん研究センターの大規模調査によって明らかにされている。ドリップでもインスタントでもよいので、一日三杯以上飲むことが推奨される。

女性の方々の場合、大豆イソフラボンの摂取量が多いほど、乳ガンになりにくいことが米国国立ガン研究所から発表されている。大豆イソフラボンを毎日摂取するには豆乳を飲むのが簡単である。そして乳製品禁忌は、乳ガン予防には絶対不可欠の要件である。

2 有酸素運動

我々の体内には、ＮＫ細胞（ナチュラルキラー細胞）が存在している。これが体内をパトロールして、一日五千個ぐらい自然発生するガン細胞を退治し、本格的なガンに成長するのを防いでくれている。このＮＫ細胞を強くするには、速歩でのウォーキングなど、酸素をたくさん取り入れる運動をすると良いことが知られている。

3 十五分入浴法

四一度のお風呂に十五分間入ると深部体温が一度上昇し、ＮＫ細胞が増強されることが、国際医療福祉大学の研究で明らかにされている。毎晩シャワーだけでなく、湯船に入って体を温めることが大切である（第1章2参照）。

4 ビタミンCの摂取

通常のビタミンCでも、末期ガンの人が摂取していると生存率が大幅に良くなることが明らかにされている。ビタミンC原末（一〇〇％）を一日四回（食後と寝る前）、一回につき一ｇずつ摂取するとよい。

ビタミンC原末はネット通販で一日分八円前後で入手可能である（生田哲『ビタミンCの大量摂取がカゼを防ぎ、がんに効く』講談社、二〇一〇年）。

5 メラトニン

脳の松果体(しょうかたい)という部分から分泌されているホルモンで、生命維持のためさまざまな働きをしている。ＮＫ細胞をはじめ、免疫系を活性化し、ガン予防効果や治療効果増強作用のあることが明らかとなっている。ガンの予防や治療補助薬として一日二〇mgを寝る前に摂取することが勧められている。通販で一日分五十円前後で入手可能である。一錠五mgを寝る前四錠服用することになるが、初めて服用する場合は、一錠を五日間、二錠を五日間と少しずつ増やして体になじませ、四錠まで増やして続けるとよい（第1章7参照）。

6 ビタミンD3

ビタミンDは抗ガン作用のあることが知られており、特にD3という種類がガン予防効果に優れている。その予防効果はたとえば、乳ガンで八三％減、大腸ガンで七九％減、最も難治とされる膵(すい)ガンでも五一％減というデータが示されている。その他各種ガンでも予防効果が明らかとなっている。

ビタミンD3は、三錠（計三〇〇〇ＩＵ）を一日一回摂取するのが望ましい。ただし、まれに血液カルシウム（Ｃａ）値が高い人がおり、その場合は摂取を避ける必要があるので、健康診断の際のデータを見て確認するか、かかりつけ医で健保で検査してもらい、服用前のCａ値を必ず確認すること。

ビタミンＤ３は、やはり通販で一錠五円前後で入手可能である（第1章8参照）。

7 歯周病の対策

歯周病は三十五歳以上の日本人の八割がかかっているとされる。この疾患は、歯茎の細菌感染によって慢性炎症が続いている状態である。しかし、あまり症状がないことも多いので気づかずにいると、口腔内に多量の細菌が増殖し、やがて血管内に入って全身に流れていき、さまざまな内臓に疾病を発症させることが知られている。

脳に到達すると脳卒中（脳梗塞・脳出血・くも膜下出血など）、心臓では心筋梗塞をいずれも二倍発症させる。また、睡眠中に細菌が唾液と一緒に肺に吸い込まれる誤嚥性肺炎（補章①参照）を発症させ、さらに認知症のリスクも増大する。

そればかりか、食道ガンのリスクは四三％、胃ガンは五二％上昇することが報告されている。膵臓ガンにいたっては二～三倍も増加することが明らかとなっている。

このように、歯周病もガンの重要なリスクファクターである。したがって、定期的に歯科で歯周病の検査を受け、日常的に自分でできる歯周病予防対策を行なうことが重要なのである。

8 ガン検診

前述の予防法に取り組んでいても、早期発見のための定期的ガン検診は不可欠である。国立がん研究センターの指針によると、胃ガン検診は五十歳から、大腸・肺・乳ガンは四十歳から、子宮頸ガンは二十歳からとされている。

この指針には示されていないが、注意すべきなのが男性の前立腺ガンである。このガンは男性では胃・肺に次いで第三位と多発し、五十歳から増加する。幸い、前立腺ガンは血液検査だけで早期発見できる唯一のガンなので、年に一回血液PSA検査をすれば根治可能のレベルで診断できる。前立腺ガンは放置していると全身の骨に転移し、治療困難となるので要注意である。

いずれにしろ、四十歳以上になったら毎年一回人間ドックを受けて、ガンを含む総合的健康診断が必要なことはいうまでもない。

ガン克服に向けた一日の過ごし方

ここで紹介するのは一例であり、担当医やご家族と相談しながら自分に合ったスケジュールを立てていただきたい。

なお、[2]の「進行ガンの根治を目指す場合」は、[1]の再発予防法に随時追加しながら実行して欲しい。

「歩く気功法」は、ご家族と一緒に実行されると持続しやすい。また、合間の時間に「生きがい療法」（第1章13）にもぜひ取り組んでいただきたい。

1 再発予防の場合（例）

時 刻		実行内容	本書関連頁
6：00	覚醒	イメージトレーニング	1章2 1章13
7：00			
8：00	朝食	エノキダケ＋緑茶	1章3
9：00		歩く気功法［～10:00］	1章11
10:00		緑茶	
11:00			
12:00	昼食	エノキダケ＋緑茶	
13:00			
14:00			
15:00		緑茶	
16:00			
17:00		歩く気功法［～18:00］	
18:00		湯たんぽ療法［～19:00］＋緑茶	1章2
19:00	夕食	エノキダケ＋緑茶	
20:00		温浴15分	1章2
21:00		緑茶	
22:00		イメージトレーニング＋腹式呼吸	
23:00	入眠		

2 進行ガンの根治を目指す場合（例）

時刻		実行内容	本書関連頁
6：00	覚醒		
7：00		水素摂取	3章1
8：00	朝食	済陽式食事療法＋野菜果物ジュース	1章4
9：00			
10:00		温熱療法（3カ月8回のペースで）［〜11:00］	2章1
11:00			
12:00			
13:00	昼食	済陽式抗ガン弁当＋野菜果物ジュース（外出時持参）	1章4
14:00		超高濃度ビタミンC点滴＊［〜16:00］	3章2
15:00		水素摂取	
16:00			
17:00		野菜果物ジュース	
18:00			
19:00	夕食	済陽式食事法＋野菜果物ジュース	
20:00			
21:00			
22:00			
23:00	入眠	水素摂取	

＊　点滴は週2回。他の日はリポスフェリック・ビタミンC（1g）を1日4回（毎食30分前と就寝前）内服する

■あなたのスケジュール記入欄■

時 刻	実行内容	
6 :00		
7 :00		
8 :00		
9 :00		
10:00		
11:00		
12:00		
13:00		
14:00		
15:00		
16:00		
17:00		
18:00		
19:00		
20:00		
21:00		
22:00		
23:00		

ガンの部位別索引

ここではガンの部位別に、特に関連が深く、その治療法を実践していただきたい項目を挙げています。本書全体を読んでいただくのが理想ですが、時間がない、あるいはすぐに関連情報を調べたいという場合にご利用ください。

ガンの部位（臓器）		第1章	第2章	第3章	補章
脳腫瘍・脳転移		6・7	2・3	1・3	
頭頸部ガン	咽頭ガン	3・8	1	3	
	口腔ガン	8		3	
	喉頭ガン	3		3	
	頭蓋底ガン			3	
甲状腺ガン		6・7			
食道ガン		3・4・6・8・11	2・3	3	2
肺ガン		3・4・5・7・8	1・2・3・4・5・6・7・11	1・2・3	2
乳ガン		3・4・6・7・8・11・12・14	1・2・3・6・8・9・10・12	1・2・3	2
胃ガン		1・3・4・7・8・11・12	2・3・5・6・7・10	3	2
大腸ガン		3・4・7・8・10・11・12・14	2・3・5・7・10	1・2・3	2
小腸ガン			10		